高齢者への
精神科の薬の使い方

著　小田 陽彦

兵庫県立ひょうごこころの医療センター
認知症疾患医療センター センター長

洋學社

はじめに

「母はここ数年で初めて落ち着きました。今までで一番平和な毎日です。精神科の薬ってこんなに効くのですね」

先日，外来診察中に，ある認知症患者の子が著者にかけた言葉です。その患者さんは物がなくなったのを家族に盗まれたと思い込み，乱暴な言動に出るようになったため家族が本人のかかりつけの内科医に相談したところ，精神に作用する薬である向精神薬が次々と投与され薬の量がどんどん増えていきました。しかし一向に良くならないまま月日が過ぎたため，乱暴な言動にこれ以上耐えられないと家族が訴え，かかりつけの内科の紹介で精神科病院の著者の外来を訪れたのです。お薬手帳を確認すると，抗認知症薬，抗不安薬，抗うつ薬といった複数の向精神薬が同時に投与されていました。いわゆる併用治療です。向精神薬が効かないのでどんどん薬が足されていったものと思われました。

しかし，実は向精神薬の基本は単剤治療です。単剤治療に比べると併用治療は有効性が不確実なうえ副作用の危険が大きいからです。この方の治療がうまくいっていない原因も併用治療にあると思われました。そこで著者は，そのとき出されていた向精神薬をすべて中止しました。1週間ほど経過観察したところ「薬をやめてから悪くはなっていないが良くもなっていない」とご家族がおっしゃったので，1種類の抗精神病薬を1日1錠投与することにしました。いわゆる単剤治療です。するとたちまち乱暴な言動が落ち着いてしまったので，基本どおりに処方しただけに過ぎないのに「精神科の薬はよく効く」という冒頭の過大なご感想を頂いた次第です。

基本が知られていないがゆえに起こるこのような悲劇を減らすために本書は書かれました。本書は，一般臨床医向けの，高齢者への向精神薬の使い方に関する解説本です。第Ⅰ章が向精神薬の総論で，第Ⅱ章から第Ⅷ章までが向精神薬の各論です。最終の第Ⅸ章では向精神薬の使い方が述べられています。なぜ高齢者について取り上げたのかというと，一般臨床における患者層は高齢者が多いことと，薬の副作用が出やすい高齢者こそ基本に忠実な単剤治療が肝要だからです。客観性を保つために，個人的な経験を述べることはできるだけ避け，診療指針や臨床研究を紹介するよう心がけました。ただし，診療指針の推奨内容のうち現実の世界に合っておらず順守すべきでないと思われる部分については，具体的な根拠を示して順守すべきでない理由を述べました。精神科の診療指針のどの部分が妥当でどの部分がそうでないかを一般臨床医が判断するのは大変だと思いますので，本書はお役に立てるかと思います。もちろん，著者の見解が間違っている可能性もありますので，どちらが正しいのかを読者にご判断いただければ大変幸いです。

一般臨床医向けの本なので，精神科医にとって本書の内容は簡単すぎるかもしれません。すなわち本書においては「統合失調症の診療指針では抗精神病薬の単剤治療をするよう推奨されていて併用治療をしないよう推奨されている」「うつ病の自然寛解率は 2 年で 80～90％」「抗うつ薬のプラセボ対照試験の約半数は失敗」「気分安定薬のリチウムは双極性障害の自殺率を減らす」「ベンゾジアゼピン受容体作動薬を 2 週間以上使うと薬物依存の危険がある」「DSM-5 では 12 歳以前に症状が存在していないと ADHD と診断されない」「抗認知症薬は診断が合っていないと効かない」「飲酒を前提に開発された向精神薬はナルメフェンだけ」「どの精神疾患であってもその治療が完結するまでの間はお酒を飲むことを控えることが治療上非常に重要」などといった精神医学の教科書的な知識が述べられている一方，精神医学の最先端の研究についてはとくに触れていないので，精神科医にとっては本書の内容に目新しいところはなく，向精神薬に関する知識の整理程度にしか役立たないかと思います。ただ，高齢者に対する向精神薬の使い方についてはとくに詳しく記していますので，高齢者の診療になれていない精神科医であれば日常臨床の参考になるかもしれません。

本書は一般臨床医向けですが向精神薬に関する診療指針や臨床研究の内容がまとめられているので，精神症状のある高齢者にかかわることがある薬剤師にとっても有用かもしれません。すなわち本書を参照していただければ向精神薬に関する疑義照会や処方提案をする際に相手を説得する根拠を探しやすくなるかもしれません。

向精神薬に関する公開情報をできるだけ易しく読めるように書いたつもりですので，この領域に関心のある医療・介護に従事しているあらゆる職種の人や現に向精神薬を投与されている人や家族にとっても本書はなんらかの手助けになるかもしれません。ただ，どんな薬にも副作用が起こる危険がありますので，自己判断で向精神薬を使い始めたり処方されている量以上の向精神薬を使ったりするのはおやめください。また，向精神薬には禁断症状の危険がありますので，自己判断で向精神薬をやめたり量を減らしたりするのもおやめください。副作用や禁断症状を軽視するのはきわめて危険です。なお，医師が処方した薬を他人に譲り渡した場合は「医薬品，医療機器等の品質，有効性及び安全性の確保等に関する法律」や「麻薬及び向精神薬取締法」に抵触し，懲役や罰金といった刑罰を課せられることがありますのでご注意ください。

中立的な立場から本書を書くように意識したつもりですが，無意識のうちに著者が特定の立場をひいきしている恐れがありますので，以下に著者の利益相反を示します。2020年現在，著者は精神科病院に常勤の精神科医として雇用されています。著者は日本精神神経学会の専門医・指導医です。著者は日本老年精神医学会の専門医・指導医・評議員です。著者は日本神経精神薬理学会の会員で，統合失調症薬物治療ガイドライン改訂委員に委嘱されています。著者は厚生労働省の精神保健指定医に指定されています。これらの利益相反を前提とすれば，著者が精神科受診や収容型精神医療や向精神薬使用を推進する方向に自分でも気づかないうちに偏っている可能性は十分にありますので，そこは割り引いて読んでいただければと思います。

著　者

目　次

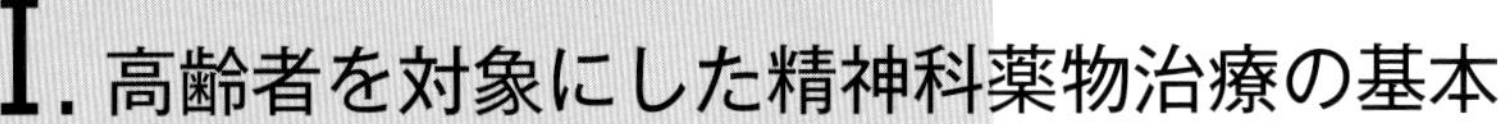

Ⅰ. 高齢者を対象にした精神科薬物治療の基本

Chapter 1

高齢者を対象にした精神科薬物治療の基本は「向精神薬一種類だけで治療すること」です。すなわち向精神薬単剤治療です。まず基本をおさえたうえでさまざまな症例についてどう薬を使えばよいかを考えるようにすれば，自然と迷わなくなると思います。

1 本書における向精神薬の定義

一般に，中枢神経系に影響を与えることによって精神に作用する薬を全部ひっくるめて「向精神薬」といいます。アルコールや覚せい剤も精神に作用する物質なので広い意味では向精神薬に含められることもありますが，本書は医薬品の使い方に関する書物なので，本書における向精神薬の定義は「精神に作用することによって精神疾患の治療に用いられる医薬品」とします。なお，アルコールとの併用を前提として開発された向精神薬はナルメフェン（飲酒量低減薬）以外に存在しません。アルコールと向精神薬はどちらも精神に作用する物質なので当然ながら相互作用があります。ゆえに，ナルメフェンを除くすべての向精神薬の薬効を最大限に引き出すためには断酒をしてもらうのが基本になります。

図 1-1 は向精神薬の概略です。

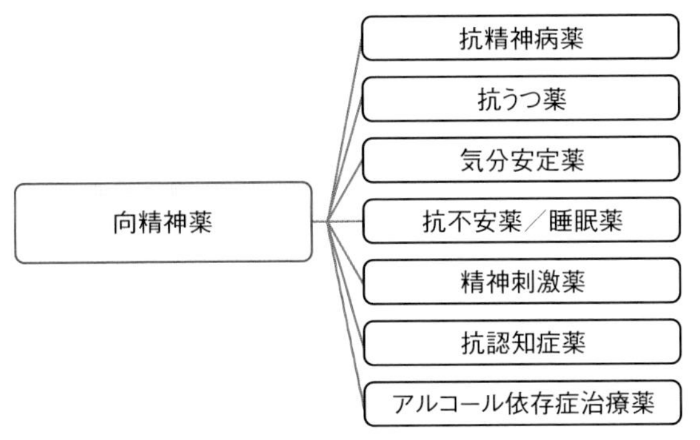

図 1-1　向精神薬の概略

2 単剤治療が基本である理由

内科や外科の世界と同じく精神科の世界にも診療指針（ガイドライン）があります。統合失調症の診療指針，気分障害の診療指針など，疾患ごとに診療指針があるのですが，どの診療指針においても共通しているのは向精神薬単剤治療が推奨されている点です。なぜ単剤治療が推奨されているのかというと，精神科領域においては複数の向精神薬を同時に使う「併用治療」が単剤治療に優ることを示す臨床研究が少ないからです。副作用の観点から言えば併用治療は単剤治療より明らかに危険なので，有効性が不確実とわかっている併用治療はすべきでないということになります。もっとも，一部の分野は例外で，たとえば激しい躁状態の場合や幻覚妄想を伴ううつ状態の場合は併用治療（前者は気分安定薬と抗精神病薬，後者は抗うつ薬と抗精神病薬の併用治療）が単剤治療よりも優れていることを示す臨床研究が多いことから併用治療が推奨されています。ただし例外は数少ないです。ゆえに向精神薬は単剤治療が基本であると言えます。

単剤を基本にすべきもう一つの理由は，薬が増えると副作用が起こりやすくなるという高齢者の特性です。総合病院老年病科の入院患者 2,412 人（平均年齢 78.7 歳）を対象に服用薬剤の種類と薬物有害事象の頻度を調べた研究[1]では，6 種類以上の薬物が投与されると薬物有害事象の発生率が増加したと報告されています（**図 1-2**）。

加齢に伴い薬物有害事象が起こりやすくなる機序としては加齢性の細胞内水分減少による水溶性薬物の血中濃度上昇，加齢性の肝血流・肝細胞機能の低下による薬物代謝能力の低下，加齢性の腎血流量低下による薬物排泄能力の低下，ベンゾジアゼピン受容体作動薬や抗コリン薬への加齢性の感受性亢進などがあります。一言で言うと「年をとると薬が効きすぎる」ということです。

一般的に，加齢によって複数の持病を持つ割合が増えてきます。それに伴い，病院に通っている人に処方される薬も多くなる傾向があります。厚生労働省が出した平成 30 年社会医療診療行為別統計の概況[2]によると，院外処方 1 件あたりの薬剤種類数の平均は一般医療が 3.41 に対し後期医療は 4.62 と多く，年齢階級が上がるほど薬の種類も増える傾向があり 5 種類以上投与される割合は

65～74 歳で 4 人に 1 人以上，75 歳以上で 10 人に 4 人以上にのぼると報告されています（**図 1-3**）。

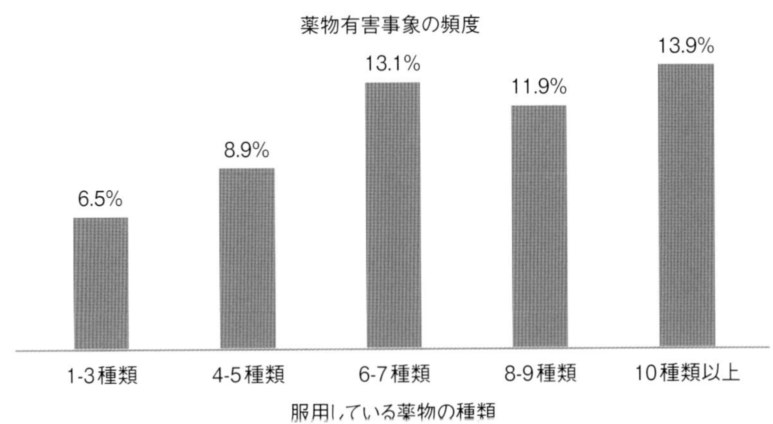

図 1-2　薬の数と有害事象の関係（文献 1 をもとに作成）

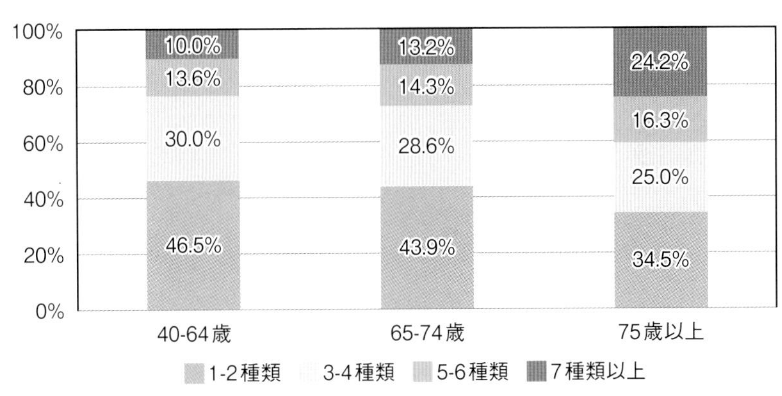

図 1-3　院外処方 1 件あたりの薬剤種類数（文献 2 をもとに作成）

慢性疾患の制御のために必要な薬の種類が加齢に伴い増えていくのは是非もないのですが，多剤併用によって薬物有害事象の危険が増えていくのも事実です。そうであれば，内科の薬と異なり生命予後に直接寄与することはない向精神薬の種類は可能な限り少なくすべきということになります。理想は使わないことですが，やむなく使うにしても診療指針の推奨に反する併用治療は避けるのが賢明です。ゆえに向精神薬は単剤治療が基本ということになります。

【文　献】

1）Kojima T, Akishita M, Kameyama Y, et al：High risk of adverse drug reactions in elderly patients taking six or more drugs: analysis of inpatient database. Geriatr Gerontol Int（4）：761-762, 2012.
2）厚生労働省：平成 30 年社会医療診療行為別統計の概況（オンライン）．https://www.mhlw.go.jp/toukei/saikin/hw/sinryo/tyosa18/（2020 年 3 月 25 日閲覧）.

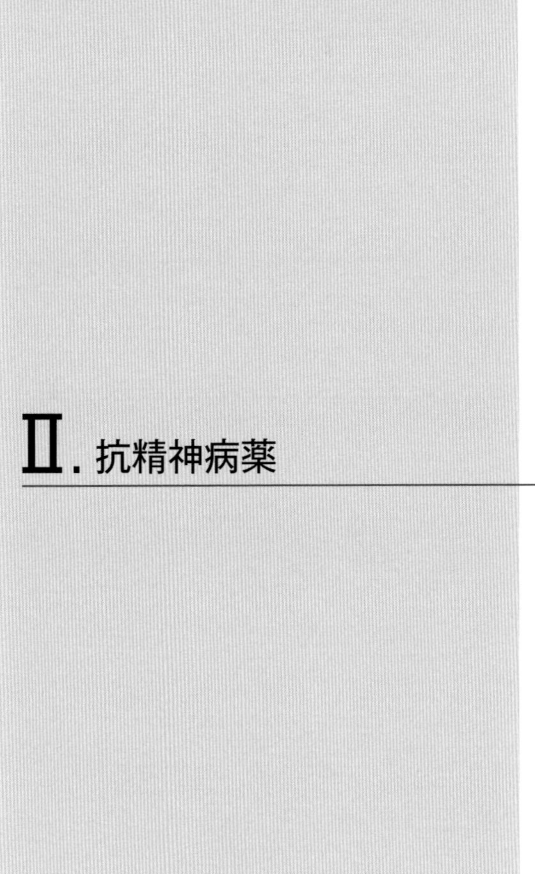

Ⅱ. 抗精神病薬

Chapter 2

1 概　略

抗精神病薬は抗精神病作用を持つ向精神薬です。妄想，幻覚，思考と行動の障害など統合失調症でよくみられる精神病症状を抑える作用と鎮静作用を持ちます。

2 開発の経緯と分類

統合失調症は幻覚や妄想という症状が特徴的な精神疾患です。精神症状が活発な急性期と精神症状が改善ないし消失する維持期があり，急性期の再発を繰り返すほど経過が悪くなると考えられています。思春期から青年期に発症することが多く，人口のおよそ100人に1人弱がかかる頻度の高い病気なのですが，1938年に電気けいれん療法が登場するまで確実な治療法がありませんでした。1952年，抗ヒスタミン薬として開発されたクロルプロマジンを統合失調症の人に医師が試しに投与してみたところ幻覚や妄想を軽減する作用および鎮静作用が観察されました。あまりにも劇的な効果を示したので，クロルプロマジンは1950年代のうちに統合失調症治療薬として各国で上市されました。つまり，クロルプロマジンは最初の抗精神病薬です。その後，統合失調症を対象にさまざまな抗精神病薬が開発されました。これらの薬は，統合失調症の脳内ではドーパミン神経機能の過活動が生じているとするドーパミン仮説を前提に開発されたので，いずれもドーパミン受容体遮断作用を持ちます。1990年にクロザピンという抗精神病薬がアメリカで上市されたのですが，抗精神病薬は上市された時期によって分類されるのが一般的で，1990年より前に上市されたものを「第一世代抗精神病薬」，1990年以降に上市されたものを「第二世代抗精神病薬」といいます。なお，分類名は学会や団体によって若干異なり，日本老年医学会の「高齢者の安全な薬物療法ガイドライン 2015」[1]や日本神経学会の「認知症疾患診療ガイドライン 2017」[2]，厚生労働省の「高齢者の医薬品適正使用の指針（2018年）」[3]では第一世代抗精神病薬のことを「定型抗精神病薬」，第二世代抗精神病薬のことを「非定型抗精神病薬」と呼んでいます。

なお，クロザピンは他の抗精神病薬が効かない治療抵抗性統合失調症に対する有効性を期待できる唯一の抗精神病薬なのですが，致死的副作用である無顆粒球症が約1％の割合で出現します。このため日本ではクロザリル患者モニタリングサービスという制度が導入されており（クロザリルはクロザピンの商品名），入院して投与を開始すること，開始後26週間は毎週血液検査を実施すること等が義務づけられています。一定の要件を満たした登録医療機関，登録医，管理薬剤師でなくては処方と調剤はできませんので，一般臨床でクロザピンは使用不可です。代表的な抗精神病薬を**表2-1**にあげます。

表2-1　代表的な抗精神病薬

	分　類
クロルプロマジン	第一世代抗精神病薬（1989年までに上市された薬．定型抗精神病薬とも呼ばれる）
レボメプロマジン	
フルフェナジン	
ハロペリドール	
ピモジド	
スルピリド	
チアプリド	
ゾテピン	
クロザピン	第二世代抗精神病薬（1990年以降に上市された薬．非定型抗精神病薬とも呼ばれる）
リスペリドン	
オランザピン	
クエチアピン	
ペロスピロン	
アリピプラゾール	
パリペリドン	
ブロナンセリン	
アセナピン	
ルラシドン	
ブレクスピプラゾール	

（代表的抗精神病薬を上市順にあげた）

3 抗精神病薬の成績

統合失調症の予後調査研究に関する1994年に報告されたメタ解析によると，予後調査に参加した患者集団における症状が改善した者の占める割合は，時代毎に**図2-1**のように変化していきました[4)]。

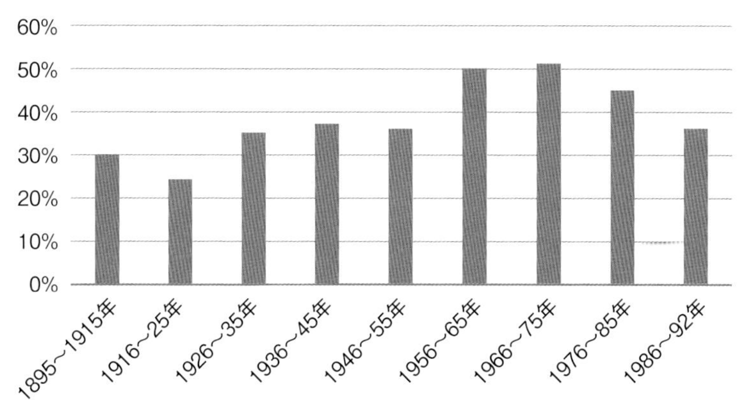

図2-1 統合失調症の予後研究における時代毎の改善割合

解説

314の統合失調症患者集団を対象に行われた予後調査研究のメタ解析において示された改善割合の年代ごとの加重平均値．1895～1915年は12集団(3.8%)，1916～1925年は10集団(3.2%)，1926～1935年は30集団(9.6%)，1936～1945年は89集団(28.3%)，1946～1955年は25集団(8.0%)，1956～1965年は41集団(13.1%)，1966～1975年は49集団(15.6%)，1976～1985年は38集団(12.1%)，1986～1992年は20集団(6.4%)の改善割合の加重平均値が縦軸に示されている．本文中に記している1895年から1955年における患者集団の改善割合の加重平均値は35.4%と図2-1から読者が受ける印象と異なるかもしれないが，その差異は各年代における被験者数の違いによるものである(1895年から1955年において改善割合が比較的低い1916～1925年の研究は10集団を対象としているのに過ぎないのに対し，改善割合が比較的高い1936～1945年の研究が対象としているのは89集団にのぼる)．(文献4より改変)

こうして時代毎に比べてみると1946～1955年の改善割合と1956～1965年の改善割合との間に明らかな断絶があります。1952年に登場しその後急速に普及した最初の抗精神病薬であるクロルプロマジンが統合失調症の予後をいかに飛躍的に改善させたかがわかります。クロルプロマジン普及以前の1895年から1955年に行われた予後調査研究の改善割合の平均が35.4%だったのに対し，普及後の1956年から1985年に行われた予後調査研究の改善割合の平均は48.5%にのぼりました。しかしながらクロルプロマジン登場以後に図2-1であげたように，さまざまな抗精神病薬が開発されたにもかかわらず，1966～1975年の改善割合は1956～1965年の改善割合と比べて伸び悩んでいます。1986年以後は改善割合の低下傾向すら観察されています。

これとは別の，統合失調症の予後調査研究に関する2011年に報告されたメタ解析によると，研究期間の中間点が1941年以前の研究，1941～1955年の研究，1956～1975年の研究，1976～1995年の研究，1996年以降の研究におけるそれぞれの統合失調症の回復(リカバリ)率を比較すると，時代が進んでも回復率は増加しなかったと示されています[5)]。

さらに，統合失調症の死亡率を調査した研究に関する2018年に報告されたメタ解析によると，一般住民と比較した場合の統合失調症の標準化死亡比は研究全体で3.08（95%信頼区間 2.88～3.31），すなわち性別・年齢を調整した場合に一般住民より約3倍死亡数が多い傾向がみられましたが，**図2-2**に示すとおり研究期間の終了点が1980～1989年の研究，1990～1999年の研究，2000～2009年の研究，2010年以降の研究におけるそれぞれの標準化死亡比は

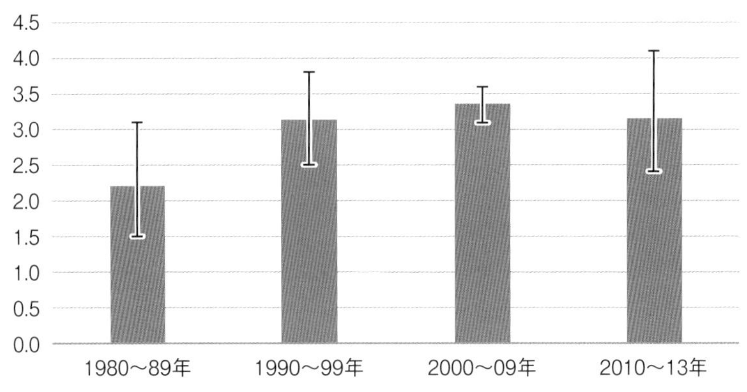

図2-2　統合失調症の予後研究における時代毎の標準化死亡比
（文献6より改変）

2.204（95％信頼区間 1.5～3.1），3.113（95％信頼区間 2.5～3.8），3.353（95％信頼区間 3.1～3.6），3.131（95％信頼区間 2.4～4.1）であり，時代が進んでも標準化死亡比は低下せず，1989年以前に比べると1990年以後のほうが標準化死亡比は高い傾向すら観察されています[6)]。

図2-3に示すとおり1991～2015年にアメリカ食品医薬品局（FDA）に提出された急性期統合失調症を対象に抗精神病薬の有効性を検証するために行われたプラセボ対照無作為化試験の事後解析によると，時代が進むにつれて抗精神病薬の治療効果は低下し続ける傾向がみられました[7)]。よって急性期統合失調症に抗精神病薬を使う際は，表2-1で示した代表的な抗精神病薬のうちルラシドンやブレクスピプラゾールといった比較的新しい薬を第一選択薬としないほうが合理的と言えそうです。

	試験成功	試験失敗	成功と失敗の合計
1991-1998年	11	2	13
1999-2008年	14	5	19
2009-2015年	8	6	14

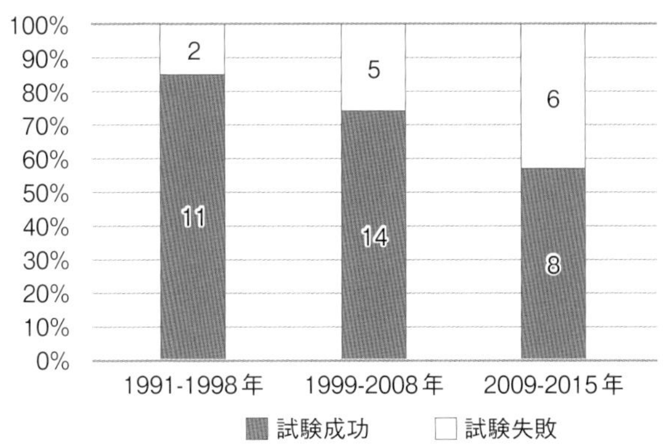

図2-3　急性期統合失調症を対象にした抗精神病薬のプラセボ対照無作為化二重盲検試験で抗精神病薬がプラセボを上回った割合（＝試験成功率）の時代毎の比較
（文献7の Table2. Summary of Placebo Response, Drug Response, Treatment Effect, and Trial Success Rates に基づいて作成）

抗精神病薬の成績の移り変わりをまとめます。

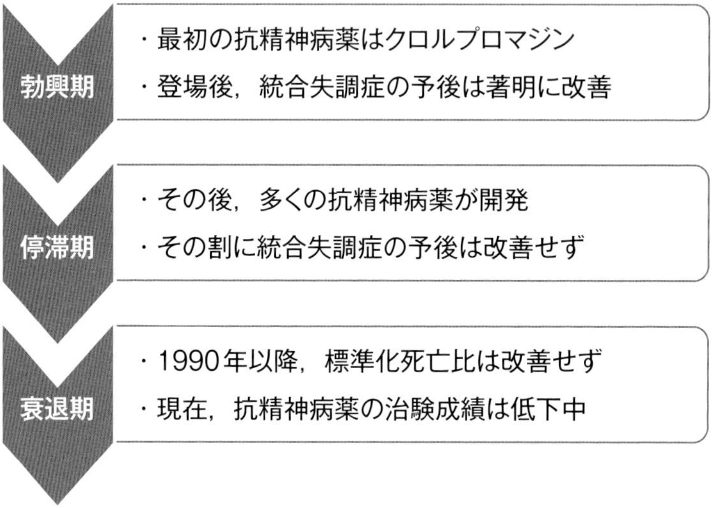

勃興期
・最初の抗精神病薬はクロルプロマジン
・登場後，統合失調症の予後は著明に改善

停滞期
・その後，多くの抗精神病薬が開発
・その割に統合失調症の予後は改善せず

衰退期
・1990年以降，標準化死亡比は改善せず
・現在，抗精神病薬の治験成績は低下中

4 統合失調症以外への使用と副作用

第Ⅰ章で述べたとおり，抗精神病薬は激しい躁状態や幻覚妄想を伴ううつ状態のときに併用治療の一環として用いられることがあります。また，抗精神病薬のなかには抗うつ薬の抗うつ効果を増強させるものもあるので，抗うつ薬の単剤治療であまり良くならなかったうつ病の事例に対して抗うつ薬と抗精神病薬の併用治療が行われることがあります。さらに，一部の第二世代抗精神病薬は双極性障害のうつ状態への改善効果や双極性障害の再発予防効果があることがわかっています。その他，小児期の自閉スペクトラム症に伴う易刺激性，興奮が激しい認知症，せん妄などへの鎮静作用を期待して抗精神病薬が用いられることがあります。

統合失調症の病態生理を前提に開発されてきたのが抗精神病薬なので，統合失調症と異なる病態に抗精神病薬は理論的に効かないはずなのですが，実際には鎮静作用への期待から統合失調症以外の病態にも用いられているのが現実です。

実際，高齢者を対象にした診療をしていると，認知症やせん妄によって不穏や興奮が著しくなり周りが困り果てる場面に出くわすことはあります。そうしたときに認知症やせん妄を起こしている原因を除去したり非薬物療法を行ったりして問題解決できればそれが一番良いのですが，そうできない場合は是非もないので抗精神病薬の鎮静作用に頼らざるをえません。現に，認知症やせん妄に関する診療指針の多くはやむをえない場合に限り抗精神病薬を用いることを許容しています。とはいえ，認知症やせん妄に保険適用がある抗精神病薬はほとんどありません。なぜならこれらの病態に対する抗精神病薬の有効性を証明した臨床試験がほとんどないからです。ということは，認知症やせん妄に抗精神病薬を用いる際は，所詮は統合失調症治療薬の流用であり対症療法にすぎないという限界をよくわきまえておく必要があります。というのも，抗精神病薬にはさまざまな副作用があるからです。以下に主な副作用をあげます。

1）錐体外路症状

すべての抗精神病薬にはドーパミン受容体遮断作用があるので，その結果として錐体外路症状が発現する危険があります。錐体外路症状のうち代表的なのが薬剤性パーキンソニズムです。レビー小体という特殊な蛋白質が主に脳幹にあらわれることで中脳黒質のドーパミン神経が変性しドーパミン欠乏状態となるのがパーキンソン病ですが，薬剤性パーキンソニズムとは抗精神病薬を使うことで人工的にドーパミン欠乏状態となりパーキンソン病とよく似た症状が起きている状態のことです。動作が遅くなった，声が小さくなった，表情が乏しくなった，歩き方がフラフラする，歩幅が狭くなった，歩きはじめの一歩がなかなか出ない，歩き終わるときになかなか止まれない，手が震える，手足が固いなどの症状がみられます。その他の錐体外路症状としてジストニア，遅発性ジスキネジア，アカシジアなどがあります。ジストニアは筋肉の緊張の異常によって不随意運動や姿勢の異常が生じる病態です。遅発性ジスキネジアは口をモグモグさせる，口を突き出すなどのおかしな動きをする病態です。アカシジアは落ち着きがなくなりじっとしていられず，いつも動きたくなる病態です。

これらの錐体外路症状は第二世代抗精神病薬よりも第一世代抗精神病薬のほうが発現しやすいとわかっています。よって，今まで抗精神病薬を投与されたことのない人に初めて抗精神病薬を投与するときは，第二世代抗精神病薬を選んだほうが一般的に安全ということになります。

なお，ハロペリドールなどの一部の抗精神病薬はパーキンソン病やレビー小体型認知症の錐体外路症状を悪化させる恐れがあるので，これらの疾患に禁忌となっています[8)]。レビー小体型認知症はレビー小体が中枢神経系に出現することによって起こる認知症で，進行性認知機能低下に加えて，幻視，パーキンソニズム，認知機能変動といった特徴があります。

2）悪性症候群

抗精神病薬をいきなり大量に使ったり2種類以上使ったりすると悪性症候群という致死的な副作用が出現することがあります。異常な高熱，筋強剛，錯乱，意識障害，血圧変動，頻脈，循環障害，横紋筋融解，腎不全，脱水を呈し，突然死にいたることがあります。高齢者ではとくに死亡率が高いとされているので，高齢者に抗精神病薬を初めて投与する際は，いきなり大量に使わない，2種類以上の併用をしないほうが安全ということになります。なお，レビー小体型認知症のうち約半数は抗精神病薬を投与されると悪性症候群を含む重篤な副作用が出現するとわかっていますので，レビー小体型認知症とわかっている症例に対しては，たとえ少量かつ単剤の抗精神病薬であっても，できるだけ使わないほうが安全です。

3）体重増加

抗精神病薬を投与されると体重が増加する傾向があります。抗精神病薬にはドーパミン受容体遮断作用以外にもセロトニン5-HT2C受容体親和性，ヒスタミンH1受容体親和性，プロラクチン増加作用，レプチン増加作用があるので体重増加をきたすと考えられています。抗精神病薬のなかでもとくにオランザピンは体重増加の危険が高いので，代謝性障害や心血管疾患などの既往があり体重増加が問題となる症例についてはオランザピンを使わないほうが安全です。なお，糖尿病の既往があるとオランザピンとクエチアピンは添付文書上禁忌となりますのでご用心ください。

4）便　　秘

抗精神病薬には抗コリン作用があり，腸管の運動を低下させる傾向があるので，便秘の危険があります。とくに便秘が起こりやすい抗精神病薬はオランザピン，リスペリドン，パリペリドンです。便秘が起こった場合はピコスルファートナトリウムなどの追加投与を検討してもよいかもしれませんが，患者が認知症やせん妄状態にある場合は患者が自ら便秘を積極的に示唆する訴えをしない可能性があるので要注意です。便秘はそれ自体が認知症やせん妄の悪化因子です。認知症やせん妄に抗精神病薬を使うのであれば本人だけでなく介護者からも便通に関する情報を取り，必要に応じて聴診，触診，打診といった身体的診察をしましょう。

5）QT 延長

抗精神病薬にはカリウムチャンネルを遮断することによって QT 延長を起こしトルサード・ド・ポアントなど致死的な不整脈を起こす危険があります。低カリウム血症や低マグネシウム血症といった電解質異常，徐脈，心不全など QT 延長を助長する病態がすでにある患者に抗精神病薬を使うときは，格段の慎重さが必要と言えるでしょう。抗精神病薬投与後に QT 延長を認めた場合は減量または中止を検討したほうが安全です。なお，抗不整脈薬，抗ヒスタミン薬，抗生物質も QT 延長を起こすことがあるので併用薬にも注意が必要です。

6）性機能障害

すべての抗精神病薬には性欲が減る，勃起しなくなる，射精しなくなるといった性機能障害の危険があります。とくに第一世代抗精神病薬に多いと報告されています。

7）抗コリン作用

抗精神病薬のなかには抗コリン作用が強いものがあります。抗コリン作用が強い薬剤を高齢者に用いると口渇，便秘，認知機能低下，せん妄の危険があるので，抗コリン作用の強い薬をできるだけ回避するのが高齢者の精神症状に対応するときのコツです。フェノチアジンという化合物を基本骨格とする抗精神病薬をフェノチアジン系抗精神病薬というのですが，これらは強い抗コリン作用を持つので高齢者の精神症状にはできるだけ用いないようにしましょう。かえって精神症状を悪化させる危険があります。代表的なフェノチアジン系抗精神病薬はクロルプロマジンとレボメプロマジンで，いずれも第一世代抗精神病薬です。もちろんごく少量の投与であれば抗コリン作用の悪影響を出さずに済むかもしれませんが，それだけ用量設定に細心の注意が必要になるので，抗精神病薬の使い方に習熟した医師以外はフェノチアジン系抗精神病薬を避けておいたほうが安全です。上述したように第一世代抗精神病薬は錐体外路症状の発現する割合が比較的多いので，日本老年医学会の「高齢者の安全な薬物療法ガイドライン 2015」[1)]では高齢者への第一世代抗精神病薬の使用をできるだけ控えるよう推奨されています。フェノチアジン系抗精神病薬はすべて第一世代抗精神病薬に含まれるので，診療指針どおりに第一世代抗精神病薬を避けておけば自動的に回避可能です。よって，副作用の観点からは高齢者に初めて抗精神病薬を投与するときは第二世代抗精神病薬のなかから選択するのが安全と言えます。

ただし，第二世代抗精神病薬のなかにも抗コリン作用が強いものがあります。クロザピンとオランザピンです。このうちクロザピンは一般臨床では使用不可ですが，オランザピンは使用可能なので要注意です。厚生労働省の高齢者の医薬品適正使用の指針（2018 年）[3)]の抗コリン作用を有する薬物のリストの中にオランザピンは含まれており，同指針は「列挙されている薬剤が投与されている場合は中止・減量を考慮することが望ましい」と明言しているので，高齢者に初めて抗精神病薬を投与するときはオランザピン以外の第二世代抗精神病薬のなかから選択するのが安全と言えます。

なお，若年時に統合失調症を発症しこれらの薬を継続投与されているうちに高齢に達した症例の場合はこの限りではありません。高齢であることだけを理由に長年投与されているフェノチアジン系抗精神病薬やクロザピンやオランザピンを中止すれば，統合失調症の急性増悪を招く恐れが高いのできわめて危険です。あくまで初回投与時の判断材料としてください。厚生労働省の高齢者の医薬品適正使用の指針（2018 年）[3)]には，若年期に統合失調症を発症して抗精神病薬を継続投与されているうちに高齢化した場合もあるという視点が欠けています。この抗コリン作用を有する薬物のリストを高齢化した統合失調症患者の治療にそのままあてはめるのは不適切です。

高齢者に初めて抗精神病薬を投与する際の注意事項をまとめます。

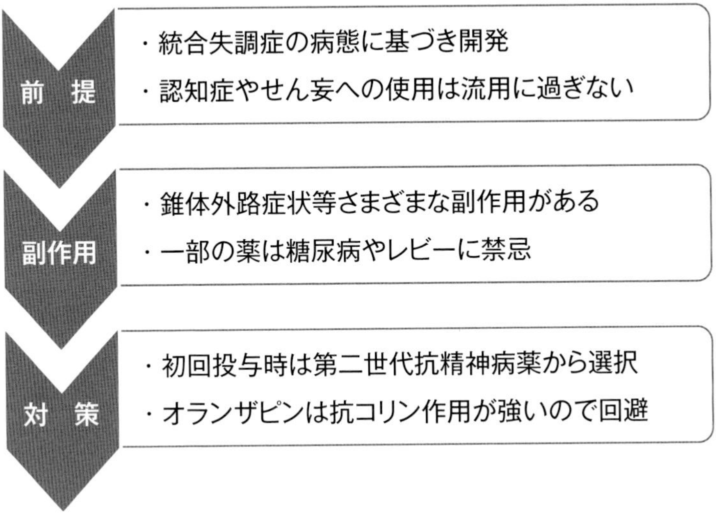

前　提	・統合失調症の病態に基づき開発 ・認知症やせん妄への使用は流用に過ぎない
副作用	・錐体外路症状等さまざまな副作用がある ・一部の薬は糖尿病やレビーに禁忌
対　策	・初回投与時は第二世代抗精神病薬から選択 ・オランザピンは抗コリン作用が強いので回避

5 診療指針

1）統合失調症

日本神経精神薬理学会が統合失調症の患者ら向けに公開している「統合失調症薬物治療ガイド」には「統合失調症の薬物治療の基本は，『**抗精神病薬一種類だけで治療すること＝抗精神病薬単剤治療**』です」（太字は原文ママ）と書かれています[9)]。抗精神病薬を推奨している理由は，統合失調症の治療に非常に有用だからです。統合失調症への抗精神病薬の有用性を検証した臨床試験に関する総説によると，急性期の統合失調症が 6 週間以内に改善する割合はプラセボ群が 25％ に対してフェノチアジン系抗精神病薬を投与された群は 75％ に達しました[10)]。また，抗精神病薬には統合失調症の再発予防効果もあります。抗精神病薬投与後に安定した統合失調症患者を対象に投薬を継続した場合と中断した場合の予後を比較したプラセボ対照無作為化試験に関するメタ解析によって，**表 2-2** のように絶大な再発予防効果が示されています[11)]。

表 2-2　抗精神病薬の統合失調症再発予防効果

	継続群	中断群	治療必要患者数 (NNT)
7～12カ月後に再発した人の割合	27%	64%	3 (95%信頼区間 2-3)
再入院した人の割合	10%	26%	5 (95%信頼区間 4-9)

（文献 11 より改変）

どの抗精神病薬を選べばよいのかですが，急性期の統合失調症に対する抗精神病薬の有効性を検証した臨床試験に関するメタ解析では，大多数の抗精神病薬はプラセボを上回る全般症状改善効果がみられたのですが，一部の第一世代抗精神病薬（レボメプロマジン，フルフェナジン，ピモジドなど）は有効性がプラセボと同等でした[12)]。一方，すべての第二世代抗精神病薬はプラセボを上回りましたので，私見ですが抗精神病薬に習熟した医師以外は急性期の統合失調症への抗精神病薬は第二世代抗精神病薬のなかから選んだほうが安全でしょう。どの第二世代抗精神病薬が一番良いのかは一概に言えません。というのも先のメタ解析では有効性においてクロザピン以外の抗精神病薬に大差がなく[12)]，クロザピンは明らかに他より優れているものの一般臨床で使えないからです。強いて言えば有効性の順位が第二世代抗精神病薬のなかで最下位のブレクスピプラゾールは避け，比較的上位に位置するオランザピンやリスペリドンを選んだほうが安全だと思います。

さて，統合失調症薬物治療ガイドにおいて抗精神病薬を二種類以上同時に使わないよう推奨される理由は，その効果が不確実だからです。統合失調症を対象に抗精神病薬の単剤治療と併用治療の有効性を比較した無作為化試験に関する系統的総説によると，62 報の研究を調査した結果，併用治療については非常に質の低い根拠しか存在していないことが明らかとなり，併用治療の効果が不確実であることが示されています[13)]。

抗精神病薬と他の向精神薬を同時に使わないよう推奨される理由も，その効果が不確実だからです。統合失調症患者を対象に抗精神病薬と気分安定薬（リチウム，バルプロ酸，ラモトリギン）の併用治療の有効性を検証した無作為化試験に関するメタ解析では，二重盲検下において抗精神病薬単剤治療と併用治療との有効性に変わりがないことが明らかとなっています[14)-16)]。また，統合失調症患者を対象に抗精神病薬とベンゾジアゼピン受容体作動薬の併用治療の有効性を検証した無作為化試験に関するメタ解析では，試験期間が一週間未満の超短期試験を除いた解析において抗精神病薬単剤治療と併用治療の有効性に変わりがないのに，併用治療によってめまいの発現率が2.58倍に，眠気の発現率が3.30倍に増えてしまうことが明らかとなっています[17)]。

以上の医学的根拠を前提とすれば，薬物治療の基本は抗精神病薬単剤治療であり，2種類以上の抗精神病薬を使ったり他の向精神薬を使ったりしないのが重要であるのは明白と言えるでしょう。

2）認知症

認知症とはなんらかの原因で認知機能が病的に低下した状態のことで，アルツハイマー病や血管性認知症やレビー小体型認知症といったさまざまな疾患で起こります。認知症には認知機能障害以外にも幻覚や妄想，異常行動といったさまざまな精神症状がしばしば出現し，これを認知症の行動・心理症状（behavioral and psychological symptoms of dementia：BPSD）といいます。

本章の「4. 統合失調症以外への使用と副作用」で述べたとおりBPSDに抗精神病薬を用いるのは流用であり対症療法に過ぎません。日本老年医学会の「高齢者の安全な薬物療法ガイドライン2015」[1)]においてはBPSDに対して抗精神病薬を使う前に非薬物療法をまず行うこと，抗精神病薬の使用が検討されるのは緊急度の高いBPSDであることが記されています。さらに注意点として「抗精神病薬の使用は必要最低限の量と期間にとどめる。定型抗精神病薬は，非定型抗精神病薬と比べて錐体外路症状，傾眠などの副作用が多くみられるため使用はできるだけ控える」と述べられています。アメリカ老年医学会が作成した高齢者における潜在的に不適切な医薬品の一覧である「ビアーズ基準2019」においてはBPSDに対して抗精神病薬を使うのは非薬物療法が奏功せず自傷他害の恐れがあるときのみにするよう推奨されています[18)]。日本神経学会の「認知症疾患診療ガイドライン2017」においては不安，焦燥性興奮，幻覚，妄想などのBPSDに対して非薬物療法で効果不十分なときに第二世代抗精神病薬の投与を検討するよう推奨されています[2)]。これらの診療指針の共通点は，認知症に抗精神病薬を使うのは非薬物療法が奏功しないBPSDで困っているときだけと推奨しているところです。

さて，アメリカ精神医学会は「BPSD に対する抗精神病薬治療ガイドライン」という，BPSD への抗精神病薬の使い方そのものを単刀直入に扱う診療指針を出しています[19)]。この診療指針では BPSD に抗精神病薬を使うのは症状が重いときに限るとされています。また，使う前に益と害について本人や介護者とよく相談すること，使うときは最小限度の量から開始し徐々に増量し必要最低限の量にとどめること，副作用があらわれた際は漸減中止を検討すること，十分量の抗精神病薬を 4 週間投与して効果がないときは投与を漸減中止すること，抗精神病薬の効果がみられた場合は減量について本人や介護者とよく相談すること，抗精神病薬の効果が十分な場合は投与開始 4 カ月以内に漸減中止を試みること（漸減中止で症状再燃した例を除く），漸減中は月 1 回以上，中止後最低 4 カ月は患者を評価し症状再燃の有無を確認すること，せん妄でない限りハロペリドールを第一選択薬としないことが推奨されています。以下にその内容をまとめます。

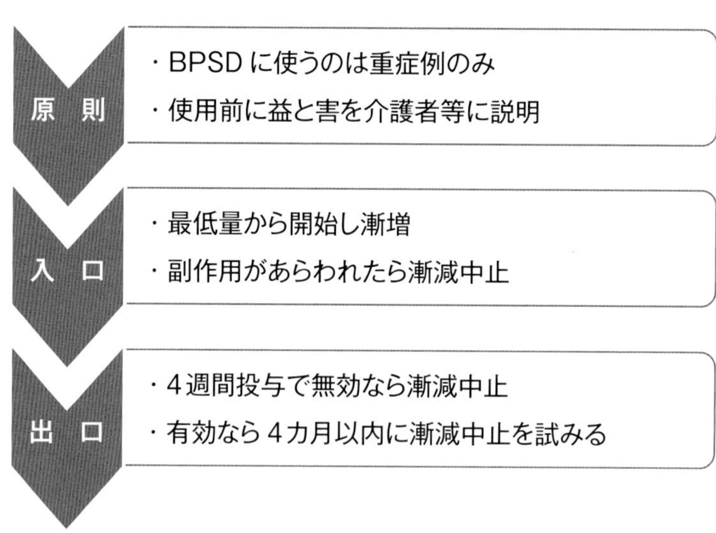

なぜ緊急避難的な使用しか推奨されないのかというと，抗精神病薬はプラセボを確実に上回る BPSD 改善効果が期待できるものの重篤な副作用の危険があるからです。BPSD に対する第二世代抗精神病薬の効果と安全性を検証した

プラセボ対照無作為化二重盲検比較試験に関する系統的総説によると，6〜26週間の試験期間中に第二世代抗精神病薬はプラセボと比べてBPSDを統計学的に有意に改善させました[20]。もっとも，その改善の程度はBPSD評価尺度の一つであるNeuropsychiatric Inventory（NPI）において144点満点中2.81点（$p<0.01$）にとどまるものであったうえ，**表2-3**に示すように実薬群はプラセボ群よりもさまざまな有害事象の発現率が高かったと報告されています。

表2-3　プラセボ対照試験における第二世代抗精神病薬を使った群の有害事象のオッズ比

	オッズ比	とくに発現率が高かった薬*
傾眠	2.95（95%信頼区間 2.33-3.75）	ARI, OLA, QUE, RIS
錐体外路症状	1.74（95%信頼区間 1.41-2.14）	OLA, RIS
脳血管イベント	2.50（95%信頼区間 1.36-4.60）	RIS
尿路感染	1.35（95%信頼区間 1.07-1.71）	
浮腫	1.80（95%信頼区間 1.29-2.49）	
歩行異常	3.35（95%信頼区間 2.06-5.46）	OLA, RIS
死亡	1.52（95%信頼区間 1.06-2.18）	

*ARI: アリピプラゾール　OLA: オランザピン　QUE: クエチアピン　RIS: リスペリドン

（文献20に基づいて作成）

注目すべきは死亡率の上昇です。たった6〜26週間の試験なのに死亡率が上昇するというのは，他の疾患では考えられない現象です。たとえば統合失調症を対象にした臨床試験では抗精神病薬による死亡率の上昇は報告されていません。

65歳以上の認知症の人9万人以上を対象にした後方視的研究によると，180日以上抗精神病薬を使用したケースとしなかったケースを比較した場合，死亡率は**表2-4**のように上昇しました[21]。

表 2-4　180 日以上抗精神病薬を使った場合の死亡率の上昇の程度

	死亡率の上昇の絶対値（リスク差．単位はパーセント）	薬により何人に 1 人が死亡したか
ハロペリドール	3.8（95%信頼区間 1.0-6.6）	26（95%信頼区間 15-99）
リスペリドン	3.7（95%信頼区間 2.2-5.3）	27（95%信頼区間 19-46）
オランザピン	2.5（95%信頼区間 0.3-4.7）	40（95%信頼区間 21-312）
クエチアピン	2.0（95%信頼区間 0.7-3.3）	50（95%信頼区間 30-150）

（文献 21 より）

死亡は究極の有害事象なので，死亡を含む有害事象について事前に具体的な数字を説明し，話し合いをするのが望ましいでしょう。抗精神病薬は BPSD にわずかながらも確実な効果が期待できる唯一の薬ですので，暴行，傷害といった危険な事態が予想される場合や，焦燥感が強くこのまま放っておくと自宅ないし施設での生活維持が不可能になると予想される場合など，BPSD を鎮静させることによって本人に巨大な益が期待できる場合は，有害事象の危険を冒してでも使用を検討してよいということになります。診療指針において使用前に益と害を介護者等に説明すること，最低量から開始し漸増すること，副作用があらわれたら漸減中止することが推奨されているのはこれらの事情によります。

十分量の抗精神病薬を 4 週間以上使って無効な場合は漸減中止するよう推奨されているのは，益がないのに潜在的に害のある投薬が長く続くことを回避するためです。

BPSD の治療に抗精神病薬を 3 カ月以上使用した患者を対象に抗精神病薬を継続した場合と中止した場合を比較した無作為化二重盲検比較試験に関する系統的総説によると，継続しても中止しても BPSD に大きな差はなかったと報告されています[22]。抗精神病薬を投与されるような BPSD の多くは一時的なものにとどまり長期間は続かず，薬を続けようがやめようが経過に大差はないということです。抗精神病薬の効果が十分な場合は投与開始 4 カ月以内に漸減中止を試みるよう推奨されているのはこういう事情です。ただし，同総説の部分集団解析によると BPSD が軽度にとどまる集団では抗精神病薬中止によって焦燥がかえって減少する傾向がみられるのに対し，BPSD が重度に及ぶ集団では抗精神病薬中止によって焦燥がやはり増悪する傾向がみられています。また，精神病症状，興奮または攻撃性に対して抗精神病薬が奏功した認知症症例に絞って行われた抗精神病薬中止試験においては，中止によって症状再発の確率が上がりました。つまり，抗精神病薬の漸減中止によってBPSDが再び悪化する一部の症例については，長期投与が必要な場合もあるということになります。

BPSDへの抗精神病薬使用に関する医学的根拠についてまとめます。

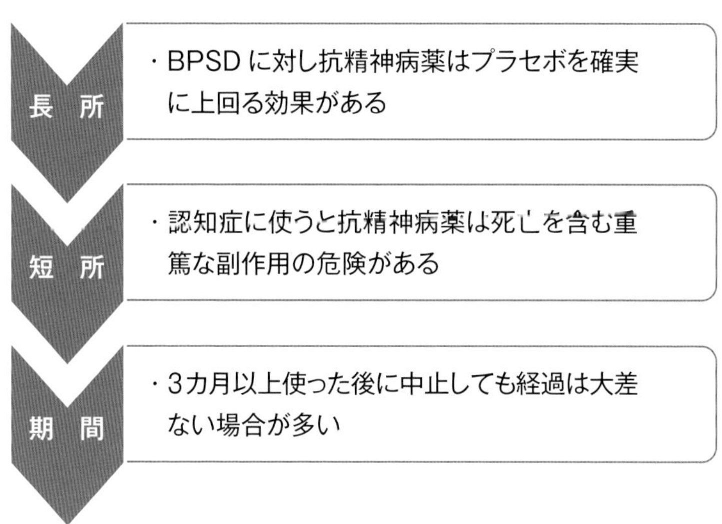

3）せん妄

認知症と似たような症状が出るが，実はまったく異なる病気にせん妄があります。せん妄は意識障害の一種で，手術，脱水，睡眠不足，感染症，疼痛，薬剤などのきっかけで脳機能が急低下することによって突然に起こります。幻視や幻聴といった幻覚や妄想を伴うことがあります。症状は一時的で回復する可能性があるのが認知症との決定的な違いなのですが，本人に事情を聞いても受け答えに要領を得ないことが多いので，認知症と区別が難しいことがしばしばあります。高齢の入院患者，とくに手術後や集中治療室にいる間にせん妄が起こりやすいことが知られています。

イギリスの国立医療技術評価機構（National Institute for Health and Care Excellence：NICE）が発出しているせん妄の診療指針においては，せん妄の症状によって自身や他者に害があり，非薬物療法が奏功しない場合であれば，1週間未満のハロペリドールを投与することが推奨されています[23]。開始用量は最小量とし，症状をみながら慎重に増量することとなっています。また，パーキンソン病またはレビー小体型認知症に該当するのであれば，抗精神病薬をよりいっそう慎重に投与するか一切使わないことが推奨されています。ハロペリドールが推奨されている理由は，イギリスでは抗精神病薬のうちハロペリドールのみがせん妄への保険適用を取得しているからです。

アメリカ精神医学会が発出しているせん妄の診療指針においても同じくせん妄の原因除去や非薬物療法が奏功しない場合に限り抗精神病薬を投与することが推奨されています[24]。ハロペリドールの利点として抗コリン作用が少ないこと，活性代謝産物が少ないこと，鎮静と低血圧を比較的起こしにくいことがあげられており，ハロペリドールが最も使用されていると記載されています。高齢者は抗コリン作用に弱いので，抗コリン作用が少ない点は高齢者のせん妄治療に有利です。肝機能障害があると薬物代謝能力が低下するので薬の効果が不安定になったり副作用が出現しやすくなったりする傾向がありますが，活性代謝産物が少ない薬は肝機能障害の影響を低くできると考えられていますので，活性代謝産物が少ない点は肝機能障害のせん妄治療に有利です。

日本総合病院精神医学会が発出している「せん妄の臨床指針」においては，せん妄を起こしていない入院患者を対象にせん妄を予防する目的で抗精神病薬を投与することは推奨していません[25]。しかしながら，不穏時頓用として抗精神病薬を使うのは合理的としています。また，手術後にせん妄を起こす危険が高い場合のみ，術後せん妄の予防として抗精神病薬が選択肢となりうるとしています。また，入院患者がせん妄を起こし原因除去や非薬物療法が奏功しない場合においては，内服が不可能であればハロペリドールの注射製剤を，内服が可能であればクエチアピン，オランザピン，ペロスピロン，リスペリドンのいずれかを使用するよう推奨しています。なお，日本では抗精神病薬のうちチアプリドのみがせん妄への保険適用を取得しているのですが，世界の主要医学系雑誌に掲載された文献を検索するデータベースであるPubMed（パブメド）で検索可能なチアプリドによるせん妄治療に関する無作為化試験や観察研究の文献が存在しないため,「せん妄の臨床指針」では使用が推奨されていません。

抗精神病薬のせん妄予防効果を検証した二重盲検試験に関する系統的総説によると，第二世代抗精神病薬が術後せん妄の発現率を減らすという限られた根拠があるものの，ハロペリドールはせん妄の発現率と持続期間，入院日数を減らさないという根拠もあり，現時点ではせん妄予防目的でハロペリドールまたは第二世代抗精神病薬を常用することを支持する医学的根拠はないと結論づけられています[26)]。抗精神病薬のせん妄治療効果を検証した16報の無作為化比較試験と10報の観察研究に関する系統的総説によると，鎮静効果，せん妄の持続期間，入院期間，死亡率のいずれもが，ハロペリドールと第二世代抗精神病薬はプラセボと変わりなかったという結果が報告されており，現時点ではせん妄治療目的でハロペリドールまたは第二世代抗精神病薬を常用することを支持する医学的根拠はないと結論づけられています[27)]。

以下，せん妄への抗精神病薬使用に関する診療指針と医学的根拠に関するまとめです。

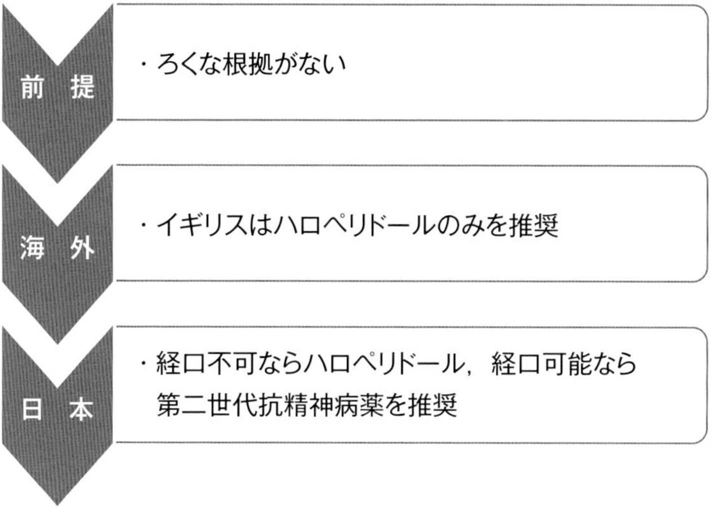

前提	・ろくな根拠がない
海外	・イギリスはハロペリドールのみを推奨
日本	・経口不可ならハロペリドール，経口可能なら第二世代抗精神病薬を推奨

6 高齢者への抗精神病薬の使い方

1）統合失調症

思春期から青年期にかけて発症し，その後高齢となった統合失調症患者に対しては，年齢にかかわらず統合失調症薬物治療ガイド[9)]に沿った抗精神病薬単剤治療が必要です。加齢によって統合失調症の再発確率が減るという根拠はないので，抗精神病薬をやめてしまうのはあまりお勧めできません。本人が薬をやめたいと希望した場合は，副作用がなくなるなどといった薬をやめることの益だけではなく，再発の確率が上がるなどといった薬をやめることの害も本人が理解しているか確認する必要があります。さらにいえば，抗精神病薬の益は再発しにくくさせるだけにとどまりません。統合失調症で入院したフィンランド人 62,250 人を最長 20 年間追跡調査した研究によると，抗精神病薬を飲み続けると心血管疾患や自殺による死亡が少なくなり，やめる場合と比べると総死亡率が 0.48 倍（95% 信頼区間 0.46～0.51）に減ると報告されています[28)]。つまり，抗精神病薬は入院歴のある統合失調症の人の余命を延ばす効果が期待できるわけです。もっとも，高齢で平均余命が短い場合は期待できる恩恵もそれだけ少なくなります。たとえば「もう年が年なのでそんなに長生きしたくない。抗精神病薬を飲むと頭がボーッとして好きな本も読めなくなるので，寿命が縮んでもよいからやめたい。ここ 30 年以上 1 回も入院してないからやめても再発しないと思う。薬を一生飲み続けるのは嫌だ」などと統合失調症の入院歴のある高齢者が希望した場合は，薬を飲むか飲まないかを決めるのは本人なので，やめるという選択肢を検討することになります。なお，認知症の人に抗精神病薬を長期投与すると死亡率が上がる傾向がありますが，統合失調症ではそうではないのでご注意ください。薬をやめたいという要望が出た場合は動機を聞いてみるのが重要です。「認知症の人で危険だという話を聞いたことがあるから…」のような誤解に基づく要望の場合は，正しい情報を伝えましょう。

1990 年以前は第一世代抗精神病薬しか存在しなかったことから，思春期から青年期にかけて発症し第一世代抗精神病薬で治療されて経過が安定し，そのまま継続投与を受けているうちに高齢となった統合失調症の人はたくさんいます。こういう人たちに対し，なんの副作用も出現していないのに第一世代抗精神神病薬から第二世代抗精神病薬に機械的に切り替えるのは，切り替える際に再発したり新たな副作用が出現したりする可能性があるので，やめておいたほうが安全です。切り替えを検討すべきなのは錐体外路症状など第一世代抗精神病薬で起こりやすい副作用が疑われたときです。統合失調症薬物治療ガイドでは維持期統合失調症患者において第一世代抗精神病薬よりも第二世代抗精神病薬は再発率が低いので後者の使用が推奨されていますが，両者の再発率の差はごくわずか（治療必要患者数が 17）であることも同時に触れられています[9)]。第一世代抗精神病薬で経過が安定し高齢化した統合失調症の場合は，まさにその第一世代抗精神病薬がその人には著効しているという強固な根拠が得られているということを意味しますので，せっかくの根拠を放棄して機械的に第二世代抗精神病薬に変更してしまうのは診療指針の誤用ということになります。

高齢の統合失調症患者が身体疾患で入院し，身体疾患の影響で抗精神病薬の経口投与が不可能になった場合は，代替薬としてハロペリドールをメインの点滴内に入れるという方法がありますので，どのような対応が望ましいのかを精神科主治医に問い合わせるのがよいです。

診療指針で単剤治療が推奨されている以上，それを若年者以上に徹底する必要があります。高齢者は薬物相互作用の悪影響を受けやすいからです。とくに，現に副作用らしき症状がみられる場合は，併用治療を高齢者に漫然と続ける愚を避けなくてはなりません。抗精神病薬を 2 種類以上飲んでいる場合は 1 種類に整理する必要があり，気分安定薬（リチウム，バルプロ酸，ラモトリギン）やベンゾジアゼピン受容体作動薬を併用している場合はそれをやめる必要があります。なお，自分以外の他の精神科医が高齢の統合失調症患者に漫然と併用治療を行っている場合の対応方法ですが，統合失調症薬物治療ガイド[9)]には「統合失調症の薬物治療の基本は，『**抗精神病薬一種類だけで治療すること＝抗精神病薬単剤治療**』です」（太字は原文ママ）と明記されているので，診療指針と異なる薬物療法が行われている理由を以下のように診療情報提供書などで照会してみてください。その併用治療の必要性が明らかであればあるほど，わかりやすい返事が帰ってくるはずです。

「貴院精神科での診断名が統合失調症となっているので A（抗精神病薬）と B（別の抗精神病薬）を同時に処方されていると推察申し上げますが，日本神経精神薬理学会の統合失調症薬物治療ガイドには抗精神病薬の併用治療を行わないことが望ましいと書かれているところ，本例には＜パーキンソン症状，不随意運動，口渇，便秘，認知機能低下，せん妄，過鎮静，高血糖など＞（疑われる副作用を一切枚挙）といった抗精神病薬の副作用として矛盾しない症状がみられることから，当科的には診療指針どおりの抗精神病薬単剤治療が望ましいのですが貴科的には可能でしょうか？　お忙しいところ恐縮ですがご検討よろしくお願い申し上げます」

「貴院精神科での診断名が統合失調症となっているのに気分安定薬であるＣが処方されている理由がご記載の診療情報提供書からは必ずしも明らかではありませんが，日本神経精神薬理学会の統合失調症薬物治療ガイドには抗精神病薬以外の向精神薬の併用は行わないことが望ましいと書かれているところ，本例には＜肝機能障害，高アンモニア血症，溶血性貧血，汎血球減少，血小板減少，認知症様症状，パーキンソン様症状，横紋筋融解症など＞（疑われる副作用を一切枚挙）といったＣの副作用として矛盾しない症状がみられることから，当科的には診療指針どおりにＣを中止するのが望ましいのですが貴科的には可能でしょうか？　お忙しいところ恐縮ですがご検討よろしくお願い申し上げます」

「貴院精神科での診断名が統合失調症となっているのに睡眠薬（抗不安薬）であるＤが処方されている理由がご記載の診療情報提供書からは必ずしも明らかではありませんが，日本神経精神薬理学会の統合失調症薬物治療ガイドには抗精神病薬以外の向精神薬の併用は行わないことが望ましいと書かれているところ，本例には＜せん妄，認知機能低下，転倒，骨折，イライラ，興奮，易刺激性，過鎮静，日中の眠気，希死念慮など＞（疑われる副作用を一切枚挙）といったＤの副作用として矛盾しない症状がみられることから，当科的には診療指針どおりにＤを中止するのが望ましいのですが貴科的には可能でしょうか？　お忙しいところ恐縮ですがご検討よろしくお願い申し上げます」

「貴院精神科での診断名が統合失調症となっているのにベンゾジアゼピン受容体作動薬であるＥが処方されている理由がご記載の診療情報提供書からは

必ずしも明らかではありませんが，日本神経精神薬理学会の統合失調症薬物治療ガイドには抗精神病薬以外の向精神薬の併用は行わないことが望ましいと書かれています。また，日本老年医学会高齢者の安全な薬物療法ガイドライン2015には，高齢者にベンゾジアゼピン受容体作動薬を用いると過鎮静，認知機能低下，せん妄，転倒，骨折，運動機能低下の危険があるので75歳以上の患者への使用を可能な限り控えるよう書かれています。本例は75歳以上の統合失調症患者ですので当科的には日本神経精神薬理学会や日本老年医学会の診療指針どおりにEを中止するのが望ましいのですが貴科的には可能でしょうか？　お忙しいところ恐縮ですがご検討よろしくお願い申し上げます」

（下線部は診療指針の原文ママ）

高齢の統合失調症患者への抗精神病薬の選び方をまとめます。

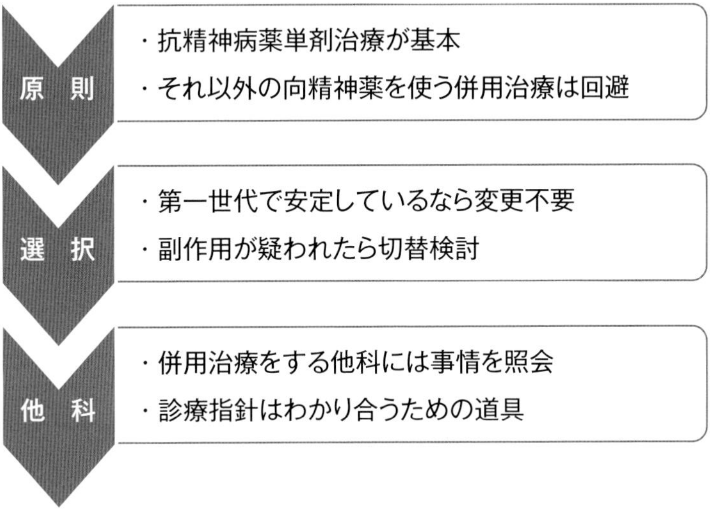

原則
・抗精神病薬単剤治療が基本
・それ以外の向精神薬を使う併用治療は回避

選択
・第一世代で安定しているなら変更不要
・副作用が疑われたら切替検討

他科
・併用治療をする他科には事情を照会
・診療指針はわかり合うための道具

2）認知症

BPSDに抗精神病薬を使うのは最終手段です。日本ではBPSDへの保険適用を取得している抗精神病薬は皆無ですので，抗精神病薬を使う前に非薬物療法ないしは漢方薬などの代替薬について検討すべきですし，使う際にはとくに慎重を要します。第一世代抗精神病薬は抗コリン作用や錐体外路症状といった高齢者にとって厄介な副作用を起こしやすいので，使うとすればオランザピン以外の第二世代抗精神病薬にしたほうがよいでしょう。オランザピンは抗コリン作用のある薬として厚生労働省の「高齢者の医薬品適正使用の指針（総論編）」[3)]であげられている関係もあり，やめておいたほうが安全です。クエチアピンは運動症状を悪化させにくいので日本神経学会のパーキンソン病診療ガイドライン2018においてはパーキンソン病の幻覚・妄想の治療で緊急の対応が必要な場合には投与が推奨されています[29)]。ゆえにこれを応用すれば，BPSDとパーキンソニズムの両方ある人にもクエチアピンを使ってよいのかもしれません。ただし，残念ながらクエチアピンのBPSDへの効果もそれなりしかありません。**表2-5**はアメリカ精神医学会の診療指針における各薬剤の評価です。

表2-5　プラセボ対照試験に基づく第二世代抗精神病薬のBPSDへの有効性に関する根拠

	根拠の確信性	効果	標準化平均差
アリピプラゾール	中くらい	小さい	0.20（95%信頼区間 0.04-0.35）
オランザピン	低い	とても小さい	0.12（95%信頼区間 0.00-0.25）
クエチアピン	低い	ない	0.13（95%信頼区間 −0.03-0.28）
リスペリドン	中くらい	とても小さい	0.19（95%信頼区間 0.00-0.38）
第二世代抗精神病薬全体	高い	とても小さい	

（文献19をもとに作成）

この表だけから判断するとアリピプラゾールが一番良さそうにみえますがアリピプラゾールは鎮静作用が弱い抗精神病薬なので鎮静が必要な場合には向いていません。また，アリピプラゾールは少量だと行動を活発化させる作用（賦活作用）があります。投与後に病的賭博，病的性欲亢進，強迫性購買，暴食等の衝動制御障害があらわれたとの報告があります。統合失調症に使うならばともかく，BPSDに使う場合は少量から開始せざるをえませんので，少量投与による賦活作用を回避するのは難しいと言えます。また，アリピプラゾールは定常状態に達するまでに約2週間を要するため，2週間以内に増量しないことが望ましいと添付文書に記載されています。そうすると，少量投与で賦活作用が出たとしても2週間は耐えるしかないということになります。添付文書には「衝動制御障害の症状について，あらかじめ患者及び家族等に十分に説明を行い，症状があらわれた場合には，医師に相談するよう指導すること」と記載されているので，これらの危険性を事前に説明せざるをえません。これらの事情よりアリピプラゾールは使い方が難しい薬と言えます。

イギリスではリスペリドンだけがBPSDへの保険適用を取得しています。ただし，最低限の用量と期間の使用にとどめることとされています。具体的に言うと，開始用量は1日0.5mg，2日に1回の頻度で増量可能で至適用量は1日1mg，最大用量は1日2mg，最大投与期間は6週間となっています。

第二世代抗精神病薬のBPSDへの有効性を検証した17報の無作為化臨床試験（総被験者数5,373人）に関するネットワークメタ解析によると，第二世代抗精神病薬のうち，クロザピン，アセナピン，パリペリドン，ルラシドン，ジプラシドン（本邦未発売），イロペリドン（本邦未発売）についてはBPSDに関する臨床試験が存在せず，アリピプラゾール，オランザピン，クエチアピン，リスペリドンについてはBPSDへの有効性と安全性で薬剤間の有意差はなかったと明らかにされています[30)]。つまり，アリピプラゾール，オランザピン，クエチアピン，リスペリドンのうちどの薬を選んでも一緒なのですが，アリピプラゾールは上述したとおり使い方が難しく，オランザピンとクエチアピンは糖尿病に禁忌という日本独自の規制がありますので，抗精神病薬の使い方に慣れていない医師であればリスペリドン一択になろうかと思います。なお，先のネットワークメタ解析でペロスピロンとブロナンセリンについて言及されていないのは，両者とも欧米で承認されておらず主に日本でしか使用されないローカルドラッグに過ぎないからだと思われます。ブロナンセリンは経口薬だけではなく経皮薬も上市されているので服薬の難しい患者にも使用できるという利点はあるのですが，ローカルドラッグゆえに蓄積された使用経験は他の抗精神病薬よりも断然少ない点にご注意ください。ブレクスピプラゾールについて言及されていないのは，ブレクスピプラゾールが発売されてまだ間もないからだと思われます。焦燥のあるアルツハイマー病患者を対象にブレクスピプラゾールまたはプラセボを投与して焦燥への効果を比較した二重盲検比較試験においては，プラセボ群と実薬1mg/日群との間では有意差がなく，プラセボ群と実薬0.5〜2.0mg/日群（医師の裁量で用量変更可能）との間でも有意差はありませんでした[31)]。ブレクスピプラゾールは本来の標的である統合失調症に対してすら，その有効性は第二世代抗精神病薬のなかで最下位という評価をネットワークメタ解析で受けています[12)]。それを認知症に流用した際の有効性は推して知るべきでしょう。

なお，抗精神病薬の本来の治療目標である統合失調症の診療指針においてすら，有効性と安全性の観点から抗精神病薬単剤治療を推奨しています。それを前提とすれば，本来の治療目標ではない認知症にあえて流用する場合は，単剤治療が原則で併用治療は論外であるのは明らかでしょう。二種類以上の抗精神病薬を同時に使うのは効果が不確実なうえ危険なのでやめたほうがよいです。気分安定薬の併用も，気分安定薬がBPSDに奏功するという根拠がないのでやめたほうがよいです。睡眠薬については，不眠の問題が抗精神病薬だけで解決しない場合は併用せざるをえない事例もあるかもしれませんが，その場合であってもベンゾジアゼピン受容体作動薬は転倒，骨折，認知機能低下，せん妄の危険があるのでやめたほうがよいです。

以下はBPSDへの抗精神病薬の選び方のまとめです。

原　則
・抗精神病薬は最終手段
・単剤を最低用量・最短期間

選　択
・不慣れな医師ならリスペリドン一択
・パーキンソンがあればクエチアピンも検討

コ　ツ
・ブレクスピプラゾールは効かないので回避
・アリピプラゾールは使い方が難しいので回避

3）せん妄

せん妄患者を対象に抗精神病薬のプラセボへの優越性を証明した無作為化二重盲検試験がないので，せん妄に確実に効果が期待できる抗精神病薬はありません。とはいえ，せん妄治療の無作為化二重盲検比較試験はそもそも実施するのが著しく困難なので，報告が非常に少ないという点も考える必要があります。せん妄に対する抗精神病薬の適用外処方が積み重ねられた結果，ハロペリドール，リスペリドン，クエチアピン，ペロスピロンについては厚生労働省から「『器質的疾患に伴うせん妄・精神運動興奮状態・易怒性』に対して処方した場合，当該使用事例を審査上認める」と抗精神病薬の使用を事実上容認する通知が出たという経緯も見逃すわけにはいきません[32)]。入院患者に不穏や興奮がみられたらただちに身体拘束というのはやりすぎで，拘束する前に抗精神病薬を使えないかどうか検討すべきでしょう。ただし，呼吸器，循環器，消化器等に重篤な合併症があり抗精神病薬が危険で使えない場合は，ただちに身体拘束をするのもやむをえないと思います。

せん妄の入院患者の不穏や興奮には，第一に非薬物療法を試すべきではありますが，それが奏功しなかった場合に抗精神病薬の出番ということになります。消化器外科の術後，嚥下不可，服薬拒否などの事情により経口投与が不可能な場合はハロペリドールの注射製剤を静脈内投与することが最善です。経口投与が可能な場合は第二世代抗精神病薬のなかから一剤だけ選んで使いましょう。どの薬も大差ないという根拠はあるのですが，オランザピンは抗コリン作用があり厚生労働省の指針で使用を控えるよう推奨されていること[3)]，上述の厚生労働省の通知でもオランザピンはせん妄への使用が容認されていないこと[32)]をふまえれば，オランザピンはやめておいたほうがよいです。厚生労働省が容認する旨を通知しているリスペリドン，クエチアピン，ペロスピロンのいずれか1剤を使いましょう。オランザピンとクエチアピンは糖尿病に禁忌という日本独自の規制があるので，糖尿病合併例には使わないようにしましょう。日本でだけ糖尿病合併例に使えないのは若干不公平な気もしますが，逆に日本でだけ使えるペロスピロンというローカルドラッグもあります。ペロスピロンはリスペリドンと比べると半減期が短いので，超高齢者にはリスペリドンよりも使いやすいかもしれません。クエチアピンは半減期が短く，運動症状を悪化させにくいという特徴もあるので，超高齢者やパーキンソン症状のある人にはリスペリドンよりも使いやすいかもしれません。とはいえ，これらの抗精神病薬のせん妄への効果は不確実なので，抗精神病薬でうまく鎮静できない場合は身体拘束をためらう理由はありません。

認知症に抗精神病薬を使うと心血管疾患などの身体疾患が発現しやすくなり死亡率が上昇するという報告はありますが，多くは入所施設や在宅で実施された臨床試験に関する報告ですので，一般総合病院の入院患者で起きたせん妄に一時的に抗精神病薬を使う限りにおいては死亡率についてあまり気にしすぎる必要はないと思います。というのも，心血管疾患などの身体疾患が発現した場合，入所施設や在宅では迅速な対応は不可能ですが，一般総合病院の病棟であれば遅滞なき対応が可能だからです。現に，入院患者に対する抗精神病薬のせん妄治療効果を検証した研究に関する系統的総説では死亡率上昇は起こらないと報告されています[27]。

なお，抗精神病薬の本来の治療目標である統合失調症の診療指針においてですら，有効性と安全性の観点から抗精神病薬単剤治療を推奨していますので，抗精神病薬をせん妄に流用する際は単剤治療が原則で併用治療は論外であるのは明らかでしょう。二種類以上の抗精神病薬を同時に使うのは効果が不確実なうえ危険なのでやめたほうがよいです。

以下はせん妄で不穏や興奮を起こしている総合病院の入院患者への抗精神病薬の選び方のまとめです。

原　則
- 非薬物療法が第一選択
- 二種類以上同時に使わない

選　択
- 経口不可ならハロペリドール
- 経口可なら第二世代抗精神病薬

コ　ツ
- リスペリドン，ペロスピロン，クエチアピンから選ぶ

7 その他の病態

発達障害と呼ばれる状態があります。生まれつきの脳機能障害で，低年齢で生じ，大人になってから生じることはありません。**図 2-4** に示すように発達障害は自閉スペクトラム症，注意欠如・多動症，限局性学習症の三つに分類されるのですが，これらは重なり合うことがよくあります。

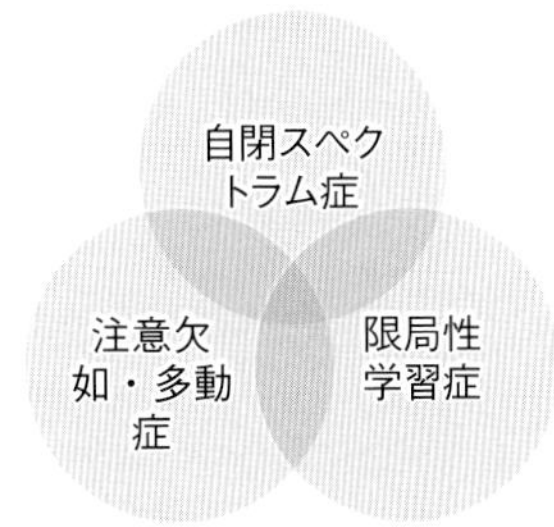

図 2-4　発達障害の分類

このうち，自閉スペクトラム症は生まれつき他人とコミュニケーションをとりにくい，反復的・情動的な行動パターンがある，そのせいで困っているという特徴がある発達障害です。かんしゃく，攻撃性，自傷行為，またはこれらの複合行為の行動障害（易刺激性）を呈することがあります。その際に，抗精神病薬の鎮静作用を期待して，抗精神病薬を用いることがあります。リスペリドンとアリピプラゾールは小児期の自閉スペクトラム症に伴う易刺激性への保険適用を取得しています。また，ピモジドは小児の自閉性障害，精神遅滞に伴う異常行動，病的症状，精神症状への保険適用を取得しています。

ただし，成人期の発達障害への保険適用を取得している抗精神病薬はありません。よって，高齢者の発達障害に抗精神病薬を使う機会はほぼないかと思います。

【文　献】

1）日本老年医学会：高齢者の安全な薬物療法ガイドライン 2015．メジカルビュー社，東京，2015．

2）日本神経学会：認知症疾患診療ガイドライン 2017．医学書院，東京，2017．

3）厚生労働省：「高齢者の医薬品適正使用の指針（総論編）について」の通知発出について．（オンライン）2018 年 5 月 29 日．https://www.mhlw.go.jp/stf/shingi2/0000208848.html（2020 年 5 月 1 日閲覧）．

4）Hegarty JD, Baldessarini RJ, Tohen M, et al：One hundred years of schizophrenia: a meta-analysis of the outcome literature. Am J Psychiatry 151（10）：1409-1416, 1994.

5）Jääskeläinen E, Juola P, Hirvonen N, et al：A systematic review and meta-analysis of recovery in schizophrenia. Schizophr Bull 39（6）：1296-1306, 2013.

6）Oakley P, Kisely S, Baxter A, et al：Increased mortality among people with schizophrenia and other non-affective psychotic disorders in the community: A systematic review and meta-analysis. J Psychiatr

Res 102：245-253, 2018.
7）Gopalakrishnan M, Zhu H, Farchione TR, et al：The Trend of Increasing Placebo Response and Decreasing Treatment Effect in Schizophrenia Trials Continues: An Update From the US Food and Drug Administration. J Clin Psychiatry 81（2）, 2020.
8）医薬品医療機器総合機構：使用上の注意改訂情報（令和2年3月31日指示分）（オンライン）. https://www.pmda.go.jp/safety/info-services/drugs/calling-attention/revision-of-precautions/0368.html（2020年5月1日閲覧）.
9）日本神経精神薬理学会：統合失調症薬物治療ガイド－患者さん・ご家族・支援者のために－.（オンライン）2018年2月27日．https://www.jsnp-org.jp/csrinfo/03.html（2020年5月1日閲覧）.
10）Dixon LB, Lehman AF, Levine J：Conventional antipsychotic medications for schizophrenia. Schizophr Bull 21（4）：567-577, 1995.
11）Leucht S, Tardy M, Komossa K, et al：Antipsychotic drugs versus placebo for relapse prevention in schizophrenia: a systematic review and meta-analysis. Lancet 379（9831）：2063-2071, 2012.
12）Huhn M, Nikolakopoulou A, Schneider-Thoma J, et al：Comparative efficacy and tolerability of 32 oral antipsychotics for the acute treatment of adults with multi-episode schizophrenia: a systematic review and network meta-analysis. Lancet 394（10202）：939-951, 2019.
13）Ortiz-Orendain J, Castiello-de Obeso S, Colunga-Lozano LE, et al：Antipsychotic combinations for schizophrenia. Cochrane Database Syst Rev 6：CD009005, 2017.
14）Leucht S, Helfer B, Dold M, et al：Lithium for schizophrenia. Cochrane Database Syst Rev（10）：CD003834, 2015.
15）Wang Y, Xia J, Helfer B, et al：Valproate for schizophrenia. Cochrane Database Syst Rev 11：CD004028, 2016.
16）Premkumar TS, Pick J：Lamotrigine for schizophrenia. Cochrane Database Syst Rev（4）：CD005962, 2006.
17）Dold M, Li C, Gillies D, et al：Benzodiazepine augmentation of antipsychotic drugs in schizophrenia: a meta-analysis and Cochrane review of randomized controlled trials. Eur Neuropsychopharmacol（9）：1023-1033, 2013.
18）The 2019 American Geriatrics Society Beers Criteria® Update Expert Panel. American Geriatrics Society 2019 Updated AGS Beers Criteria® for Potentially Inappropriate Medication Use in Older Adults. J Am Geriatr Soc 67（4）：674-694, 2019.
19）American Psychiatric Association：Practice Guideline on the Use of Antipsychotics to Treat Agitation or Psychosis in Patients With Dementia. Am J Psychiatry 173（5）：543-546, 2016.
20）Hui Ma, Yinglin Huang, Zhengtu Cong, et al：The Efficacy and Safety of Atypical Antipsychotics for the Treatment of Dementia: A Meta-Analysis of Randomized Placebo-Controlled Trials. J Alzheimers Dis 42（3）：915-937, 2014.
21）Donovan T Maust, Hyungjin Myra Kim, Lisa S Seyfried, et al：Antipsychotics, Other Psychotropics, and the Risk of Death in Patients With Dementia: Number Needed to Harm. JAMA Psychiatry 72（5）：438-445, 2015.
22）Ellen Van Leeuwen, Mirko Petrovic, Mieke L van Driel, et al：Withdrawal versus continuation of long-termantipsychotic drug use for behavioural and psychological symptoms in older people with dementia . Cochrane Database Syst Rev 3：CD007726, 2018.
23）National Institute for Health and Care Excellence. Delirium: prevention, diagnosis and management.（オンライン）2019年3月14日．https://www.nice.org.uk/guidance/cg103
24）American Psychiatric Association：Practice Guideline for the Treatment of Patients With Delirium. Am J Psychiatry 156（5 Suppl）：1-20, 1999.
25）日本総合病院精神医学会せん妄指針改訂班：せん妄の臨床指針〔せん妄の治療指針 第2版〕．星和書店，東京，2015.
26）Esther S Oh, Dale M Needham, Roozbeh Nikooie, et al：Antipsychotics for Preventing Delirium in Hospitalized Adults: A Systematic Review. Ann Intern Med 171（7）：474-484, 2019.
27）Roozbeh Nikooie, Karin J Neufeld, Esther S Oh, et al：Antipsychotics for Treating Delirium in Hospitalized Adults: A Systematic Review. Ann Intern Med 171（7）：485-495, 2019.
28）Heidi Taipale, Antti Tanskanen, Juha Mehtälä, et al：20-year Follow-Up Study of Physical Morbidity and Mortality in Relationship to Antipsychotic Treatment in a Nationwide Cohort of 62,250 Patients With Schizophrenia（FIN20）. World Psychiatry 19（1）：61-68, 2020.

29）日本神経学会：パーキンソン病診療ガイドライン 2018．医学書院，東京，2018．
30）Ismaeel Yunusa, Adnan Alsumali, Asabe E Garba, et al：Assessment of Reported Comparative Effectiveness and Safety of Atypical Antipsychotics in the Treatment of Behavioral and Psychological Symptoms of Dementia: A Network Meta-analysis. JAMA Netw Open 2（3）：e190828, 2019.
31）George T Grossberg, Eva Kohegyi, Victor Mergel, et al：Efficacy and Safety of Brexpiprazole for the Treatment of Agitation in Alzheimer's Dementia: Two 12-Week, Randomized, Double-Blind, Placebo-Controlled Trials. Am J Geriatr Psychiatry 28（4）：383-400, 2020.
32）厚生労働省：平成 23 年 9 月 28 日厚生労働省保健局医療課長通知（保医発 0928 第1号）．2011.

Ⅲ. 抗うつ薬

Chapter 3

1 概　略

抗うつ薬は抗うつ作用を持つ向精神薬です。気分の落ち込みを改善させたり不安をやわらげたり眠気を醸し出したり痛みを鎮めたりします。

2 開発の経緯と分類

うつ病は気分の落ち込みや意欲低下があらわれる精神疾患です。人口のおよそ3〜7％が罹患し[1)]，1年以上続くことは少なく，その80〜90％は特別な治療をしなくとも2年以内に回復します[2)]。ただし，再発する場合があります。

最初に開発された抗うつ薬はMAO阻害薬（monoamine oxidase inhibitor）ですが，副作用や併用禁忌薬が多いことから日本ではほとんど使われていません。

第Ⅱ章で述べたとおり1950年代に抗精神病薬の開発が始まりました。抗ヒスタミン薬として開発されたイミプラミンは鎮静作用があることからクロルプロマジンと同様の効果が期待されたのですが，治験の結果，統合失調症に効かないとわかりました。1956年，イミプラミンをうつ病の人に医師が試しに投与してみたところ，たまたま抗うつ効果が観察されました。1958年，イミプラミンは抗うつ薬として上市されました。つまり，イミプラミンはたまたま開発された抗うつ薬です。その後，うつ病を対象にさまざまなイミプラミン類似薬が開発されていきました。これらの薬はベンゼン環を両端に含む環状構造が薬剤分子中に三つあるので「三環系抗うつ薬」と呼ばれます。やがて，三環系抗うつ薬はセロトニン，ノルアドレナリンといった神経伝達物質が神経細胞同士の間の隙間（シナプス間隙）に放出された際，その神経伝達物質が神経細胞に再び取り込まれるのを阻害する作用を持つことが判明しました。このことから，この再取り込み阻害作用によって抗うつ効果が発揮されていると考えられるようになりました。ところで，すべての三環系抗うつ薬は始祖であるイミプラミンと同じく抗ヒスタミン作用を持ちます。抗ヒスタミン作用の一つに眠気があるので，これらの薬は眠気を醸し出す傾向があります。また，抗コリン作用もあるので，口渇，便秘，認知機能低下，せん妄の危険があります。厚生労働省の高齢者の医薬品適正使用の指針（2018年）では三環系抗うつ薬は抗コリン作用を有する薬物の一覧にあげられており，中止・減量を考慮するのが望ましいとされています[3)]。よって，よほどの理由がない限り三環系抗うつ薬を高齢者に投与しないことが基本になります。日本で使用されている主な三環系抗うつ薬はイミプラミン，アミトリプチリン，クロミプラミン，アモキサピンです。クロミプラミンは静脈注射可能なほぼ唯一の抗うつ薬です。

三環系抗うつ薬の副作用を軽減するために抗コリン作用が比較的少ない抗うつ薬として開発されたのが「四環系抗うつ薬」です。ベンゼン環を両端に含む環状構造が薬剤分子中に四つあるのでこう呼ばれます。三環系と同じく抗ヒスタミン作用を持つので眠気を醸し出す傾向があります。日本で使用されている主な四環系抗うつ薬はマプロチリン，ミアンセリン，セチプチリンです。

シナプス間隙に放出されるさまざまな神経伝達物質のうちセロトニンの再取り込みだけを特異的に阻害することで抗うつ効果を発揮するのを目指して開発されたのが選択的セロトニン再取り込み阻害薬（selective serotonin reuptake inhibitor：SSRI）で，セロトニンとノルアドレナリンの両方の再取り込みを阻害することで抗うつ効果を発揮するのを目指して開発されたのがセロトニン・ノルアドレナリン再取り込み阻害薬（serotonin noradrenaline reuptake inhibitor：SNRI）です。SSRIとSNRIは抗コリン作用が少ないので，その点は高齢者へ使うのに有利です。ただし，SSRIのうちパロキセチンだけは抗コリン作用が強く，厚生労働省の高齢者の医薬品適正使用の指針（2018年）で抗コリン作用を有する薬物の一覧にあげられています[3)]。よって，よほどの理由がない限りパロキセチンを高齢者に使わないのが基本になります。日本で使用されている主なSSRIはフルボキサミン，パロキセチン，セルトラリン，エスシタロプラムです。日本で使用されている主なSNRIはミルナシプラン，デュロキセチン，ベンラファキシンです。デュロキセチンはもともと切迫性尿失禁の薬として発売されたのですが，そのうち抗うつ効果もあるとわかってから抗うつ薬としても販売され，さらに疼痛緩和効果もあるとわかり糖尿病性神経障害，線維筋痛症，慢性腰痛症，変形性関節症にも保険適用を取得してます。その結果，精神科だけでなく内科や整形外科でも使われるようになりました。ただ，診療科の壁を越えて幅広く使われている割には，不安，焦燥，興奮，パニック発作，不眠，易刺激性，敵意，攻撃性，衝動性，静座不能，精神運動不穏，軽躁，躁病等さまざまな精神症状があらわれることが報告されているので，高齢者が精神症状で難儀している場合はお薬手帳で他科からのデュロキセチン投与歴を確認し，投与されていた場合は中止ないし減量を検討すべきということになります。

その他の抗うつ薬としてトラゾドンがあります。トラゾドンはセロトニン受容体を遮断する作用とセロトニン再取り込みを阻害する作用があり，そうすることで抗うつ効果を発揮すると考えられています。ただ，抗うつ効果はそれほど強くないと考えられており，トラゾドンを製造販売している会社は自社製品のSSRIであるセルトラリンを新しく開発する際の国内治験（STL-JP-94-608試験）においてトラゾドンを対照薬に設定しています。つまりトラゾドンは新薬と対決し負けることによって新薬の有効性を内外にみせつける「かませ犬」の役目を製薬会社に期待された抗うつ薬です。劇的な抗うつ効果を期待できないのは明らかでしょう。もっとも，約200人の日本のうつ病・うつ状態の患者を対象にトラゾドンとセルトラリンの抗うつ効果を比較した無作為化二重盲検比較試験であるSTL-JP-94-608試験の結果は**表3-1，図3-1,2**のとおりなので解釈に慎重を要します。

STL-JP-94-608試験は非劣性試験，すなわちセルトラリンがトラゾドンより劣っていないことを証明するために行われた試験なのですが，両群ともうつ症状改善率はほぼ同じだったので，非劣性の証明に失敗しています。つまり，セルトラリンはかませ犬であるトラゾドンより劣っている可能性が否定できないということです。また，SSRIは異常に衝動的となり自傷他害行為に及ぶ危険があるとわかっているのですが，試験中の自殺既遂例，自殺未遂例（農薬服薬

表3-1　セルトラリン国内治験（STL-JP-94-608）

	セルトラリン群（95例）	トラゾドン群（92例）
うつ症状改善率	45.5%	47.4%
有害事象出現率	46.3%	41.3%
自殺既遂例	1人	0人
自殺未遂例	1人	0人

（STL-JP-94-608試験の結果．セルトラリン審査報告書に基づいて作成）

	セルトラリン群	トラゾドン群
うつ症状改善率	45.5%	47.4%

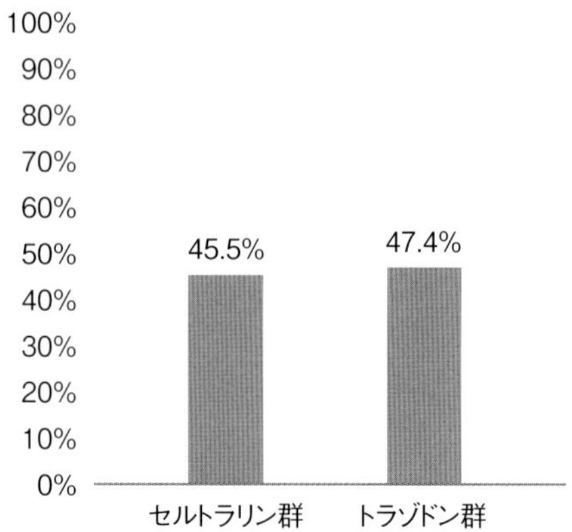

図 3-1　STL-JP-64-608 試験における各群のうつ症状改善率
（セルトラリン審査報告書に基づいて作成）

	セルトラリン群	トラゾドン群
有害事象発現率	46.3%	41.3%

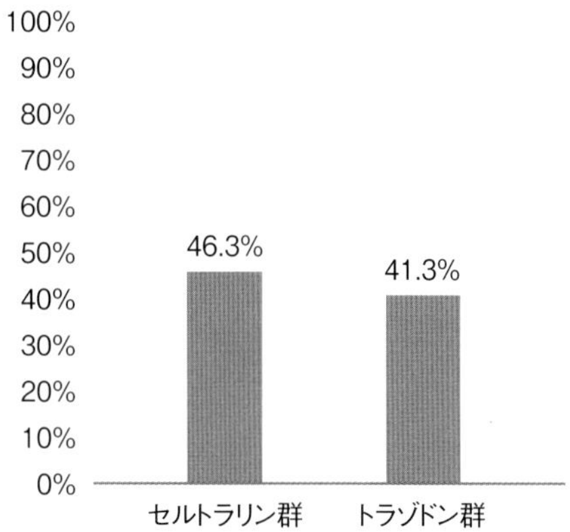

図 3-2　STL-JP-64-608 試験における各群の有害事象出現率
（セルトラリン審査報告書に基づいて作成）

により自殺を試みたが死亡に至らなかった）ともにセルトラリン群だけで観察されトラゾドン群では観察されませんでした。SSRIの影響として矛盾しない結果と言えます。有害事象出現率もセルトラリン群とトラゾドン群の間に差はなく，安全面からもセルトラリンはトラゾドンより優れた薬とは言えません。自分が患者でどちらかの薬を選べと言われ，セルトラリンを選ぶ人はどれくらいいるでしょうか。なお，SSRIは薬価が高い傾向があり，2020年4月時点での薬価はトラゾドン25mg錠が14.5円に対しセルトラリン25mg錠は79円です（いずれも先発品）。製薬会社は薬価の高い薬の販売に力を入れます。セルトラリンを好んで処方する医師は販売活動に大きく影響されている医師と推認して支障ないかもしれません。

話をトラゾドンに戻しますと，トラゾドンは25～100mg/日の低用量で用いると眠気を醸し出す効果を発揮するので，睡眠薬代わりに処方されることが多いです。アメリカ西バージニア州の公的医療保険（メディケイド）を対象にしたレセプト分析によると，**表3-2**に示すとおり不眠症の治療薬として最も多く処方されたのはトラゾドンでした[4]。

表3-2　アメリカ西バージニア州の公的医療保険のレセプト分析における不眠症治療薬の処方件数（2003年）

薬品名	属性	年間処方件数
ゾルピデム	ベンゾジアゼピン受容体作動薬	34,740（42.7%）
ザレプロン	ベンゾジアゼピン受容体作動薬（日本では未承認）	780（1.0%）
エスタゾラム	ベンゾジアゼピン受容体作動薬	318（0.4%）
フルラゼパム	ベンゾジアゼピン受容体作動薬	116（0.1%）
テマゼパム	ベンゾジアゼピン受容体作動薬（日本では未承認）	8,107（10.0%）
トリアゾラム	ベンゾジアゼピン受容体作動薬	205（0.3%）
トラゾドン	抗うつ薬	37,007（45.5%）

（不眠症治療薬として処方された件数を薬剤ごとに比較．アメリカのレセプト分析）
（文献4に基づいて作成）

トラゾドンを不眠症治療薬として用いた臨床試験に関する系統的総説では，45報の臨床試験のうち43報でトラゾドンは不眠症治療に有効で，副作用も比較的少なかったと報告されています[5]。保険適用こそないもののトラゾドンを不眠症に用いる根拠は十分あると言えます。添付文書の用法・用量の欄には1日あたり75～200mgを用いるように記載されていますが，それは抗うつ薬として用いる場合の用量です。不眠症にトラゾドンを使うときは25～100mg/日で十分で，100mg/日を超えるのはやりすぎです。よくある副作用は日中の眠気，頭痛，起立性低血圧です。高齢者の不眠に用いる場合は25mg/日で開始し効果がなければ漸増し，75mg/日で効果がなければトラゾドンを諦めるくらいの使い方が安全だと思います。

その他の抗うつ薬としてミルタザピンがあります。脳内でノルアドレナリンの遊離を促進したりセロトニンの働きを改善したりすることで抗うつ効果を発揮すると考えられています。

一番最近に日本で発売されたその他の抗うつ薬としてボルチオキセチンがあります。セロトニン受容体に作用したりセロトニントランスポーターを阻害したりして抗うつ効果を発揮すると考えられています。ボルチオキセチンは発売前に日本人患者を対象に3回のプラセボ対照試験が実施されています。1回目の試験はCCT-002試験と呼ばれ，アメリカ精神医学会の診断基準であるDSM-IV-TRによって大うつ病性障害（≒うつ病）と診断された患者を対象に日本を含む14カ国でプラセボ対照無作為化二重盲検並行群間比較試験として実施されました。被験者は4群に分けられ，実薬5mg/日，10mg/日，20mg/日またはプラセボを8週間投与されました。主要評価項目はモンゴメリー・アズバーグうつ病評価スケール（Montgomery Asberg Depression Rating Scale：MADRS）の点数です。MADRSは検査者が被験者に過去7日間に関する質問をすることによって行われます。うつ病の10の中核症状（外見に表出される悲しみ，言葉で表現された悲しみ，内的緊張，睡眠減少，食欲衰退，集中困難，制止，感情を持てないこと，悲観的思考，自殺思考）を0～6点の7段階で評価し，それを全部足し算してうつ病の重症度を計算します。MADRS得点は最低が0点，最高が60点で，点数が高いほどうつ病が重いということになります。各群のMADRS点数の推移は**図3-3**のとおりでボルチオキセチンはプラセボと変わりありませんでした。

統計的な検定を行った結果，プラセボ群と実薬群の間に統計的有意差はなかったことが確認されました。その割に，薬の副作用は**図3-4**のとおりしっ

MADRS	プラセボ群	5mg群	10mg群	20mg群
症例数	150	142	147	149
治療前	31.6±3.57	31.6±3.68	31.8±4.02	31.7±3.73
8週間後	17.7±9.17	17.1±9.39	16.1±9.75	15.9±10.52

（ボルチオキセチン国際治験（CCT-002試験）MADRS点数の推移（平均±標準偏差））

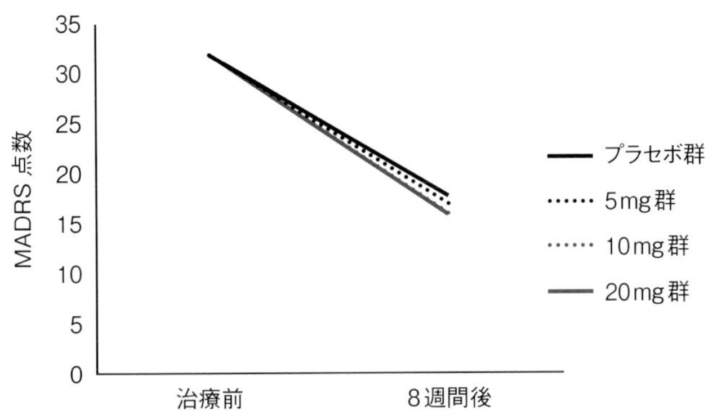

図3-3　ボルチオキセチン国内治験（CCT-002）
（CCT-002試験の結果．ボルチオキセチン審査報告書に基づいて作成）

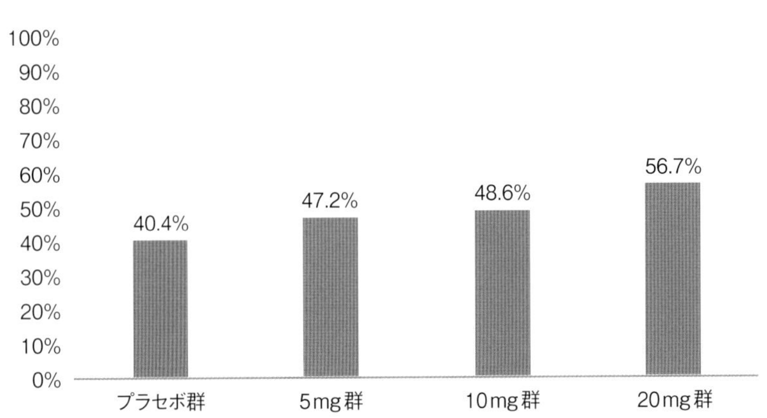

図3-4　CCT-002試験における各群で観察された治療薬との因果関係が否定されなかった有害事象の出現割合
（ボルチオキセチン審査報告書に基づいて作成）

かり出ています。

主な副作用は悪心，頭痛，めまい，口内乾燥でした。なお，20mg/ 日群においてのみ治療薬との因果関係が否定されない自殺企図・自殺念慮が1例みられています。

2回目の試験はCCT-003試験と呼ばれ，DSM-IV-TR によって大うつ病性障害と診断された日本人患者を対象にプラセボ対照無作為化二重盲検並行群間比較試験として実施されました。被験者は3群に分けられ，実薬5mg/ 日，10mg/ 日またはプラセボを8週間投与されました。主要評価項目はMADRSの点数です。各群のMADRS点数の推移は**図3-5**のとおりでボルチオキセチンはプラセボと変わりありませんでした。

MADRS	プラセボ群	5mg群	10mg群
症例数	123	119	122
治療前	32.5±4.52	32.2±4.81	32.5±4.94
8週間後	18.6±9.53	16.5±10.07	17.6±10.32

（ボルチオキセチン国内治験（CCT-003試験）MADRS点数の推移（平均±標準偏差））

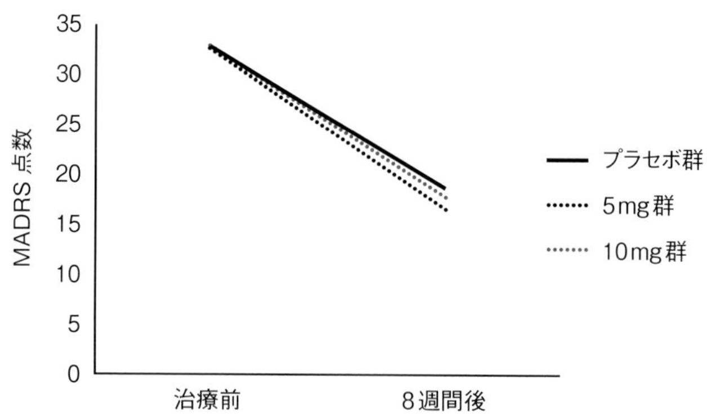

図3-5　ボルチオキセチン国内治験（CCT-003）
（CCT-003試験の結果．ボルチオキセチン審査報告書に基づいて作成）

統計的な検定を行った結果，プラセボ群と実薬群の間に統計的有意差はなかったことが確認されました。その割に，薬の副作用は**図3-6**のとおりしっかり出ています。

主な副作用は悪心，傾眠，下痢，頭痛でした。なお，10mg/日群においてのみ治療薬との因果関係が否定されない自殺行為が1例みられています。

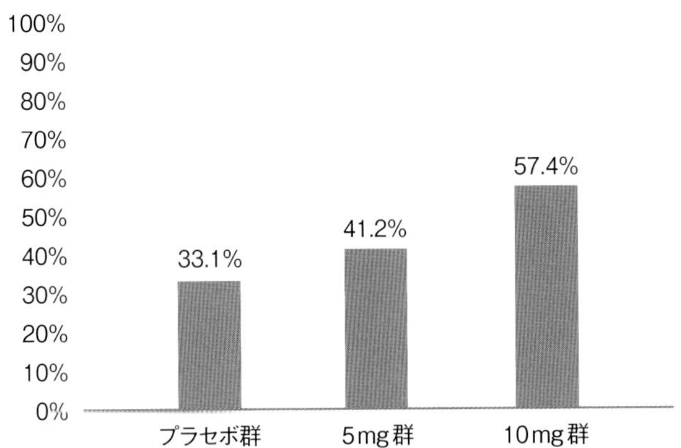

図3-6　CCT-003試験における各群で観察された治療薬との因果関係が否定されなかった有害事象の出現割合
（ボルチオキセチン審査報告書に基づいて作成）

両試験の失敗を受け，ボルチオキセチンの薬効を最大限に引き出すために，製薬会社はボルチオキセチンが効きそうなうつ病患者だけに的を絞って3回目の日本人対象の治験を行いました。それがDSM-IV-TRによって大うつ病性障害と診断される日本人患者を対象に行われたプラセボ対照無作為化二重盲検並行群間比較試験であるCCT-004試験です。治験というものはプラセボ群の成績が悪ければ悪いほど実薬の有効性を証明しやすくなります。よって，プラセボで良くなるうつ病患者をあらかじめ試験から除外しておくのが試験を成功させる鍵です。そこで，うつ病再発経験のない人はある人に比べプラセボで良くなる確率が高いと過去に報告されていることから，CCT-004試験ではうつ病再発経験のない人を試験から除外しました。さらに，プラセボ群と実薬群に無作為化に割り付ける前に，単盲検下で，つまり被験者だけに中身を知らせずにプラセボを1週間飲ませ，MADRS合計点が25%以上改善または悪化した被験者はプラセボ反応性が高いと認定し試験から除外しました。これらの絞り込みによってプラセボで良くなるうつ病患者，すなわち薬なしで自然に良くなるうつ病患者を試験から除外し，プラセボ群のMADRS点数ができるだけ改善しないよう工夫したわけです。また，MADRSとは別のうつ病重症度評価尺度であるハミルトンうつ病評価スケール（Hamilton Depression Rating Scale：HAM-D）を実施してうつ病重症度をあらためて確認し，あまりにも軽症である被験者を試験から除外しました。軽症うつ病は薬なしで自然に良くなる割合が多いからです。これらの自然軽快例を除外する手順に加え，難治例を除外する手順も行われました。うつ病は12カ月以上持続する例は全体の20％程度にとどまり[6)]，80～90％は特別な治療をしなくとも2年以内に回復することから[2)]，慢性化および難治化した患者を除外するため，現在のうつ病エピソード持続期間が12カ月を超える被験者を試験から除外しました。要するに，自然に良くなるほど軽くなく，難治例というほど重くない，ボルチオキセチンにとってちょうど良い重症度のうつ病患者だけが集められ，試験が行われたわけです。

満を持して行われたCCT-004試験の結果は**図3-7**のとおりで，ボルチオキセチン10mg/日群および20mg/日群はプラセボ群との間に統計的有意差を示しました。

試験前後のMADRS点数の変化量はプラセボ群が12.37 ± 0.714点だったのに対し，ボルチオキセチン10mg/日群は15.03 ± 0.699点（p=0.0080），20mg/日群は15.45 ± 0.705点（p=0.0023）でした。プラセボ群に対する統計的有意差が得られたのでボルチオキセチンは抗うつ薬として承認されることになりました。とはいえ大雑把な推定ですが，ボルチオキセチンの見かけ上の抗うつ効果（約15点）のうち約8割はプラセボ効果（約12点）として説明可能であり，真の薬の効果は約2割にとどまると思われます。プラセボ群とのMADRS点数の差はボルチオキセチン10mg/日群は2.66点（95％信頼区間0.7～4.63），20mg/日群は3.07点（95％信頼区間1.1～5.05）でした。MADRSは60点満点の評価尺度なので，60点満点中2～3点分の抗うつ効果がCCT-004試験におけるボルチオキセチンの真の実力ということになります。なお，統計的有意差と臨床的有意差は必ずしも同一ではなく，MADRSにおいては7～9点の改善がみられたときに初めて臨床的に意味のある改善がみられると報告されています[7)]。ゆえに，統計的有意差があるからといって新薬に飛びつくのではなく，それが本当に臨床的に意味のある差なのかどうかを医師が落ち着いて考える姿勢が求められると思います。なお，CCT-004 試験においても薬の副作用は**図 3-8** のとおりしっかり出ています。

MADRS	プラセボ群	10mg 群	20mg 群
症例数	161	165	163
治療前	30.6±3.86	30.8±3.73	30.6±3.61
8 週間後	17.6±9.48	15.6±9.09	14.9±8.71

ボルチオキセチン国内治験（CCT-004 試験）MADRS 点数の推移（平均±標準偏差）

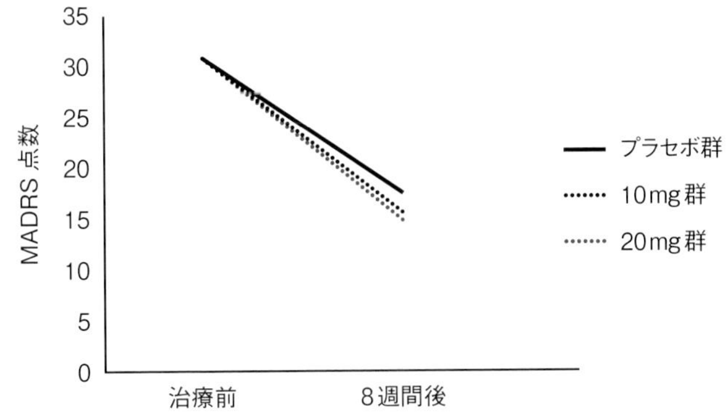

図 3-7　ボルチオキセチン国内治験（CCT-004）
（CCT-004 試験の結果．ボルチオキセチン審査報告書に基づいて作成）

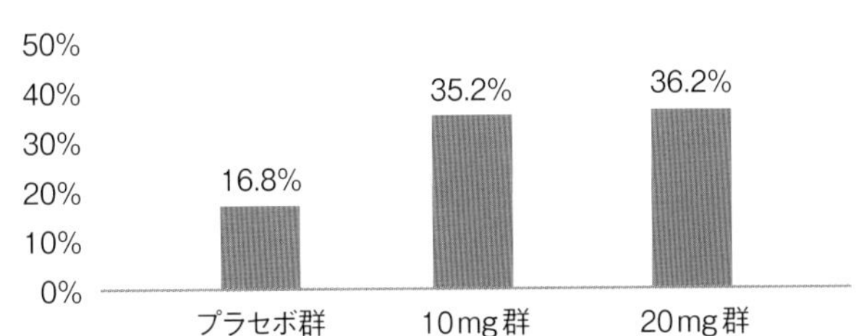

図 3-8　CCT-004 試験における各群で観察された治療薬との因果関係が否定されなかった有害事象の出現割合
（ボルチオキセチン審査報告書に基づいて作成）

主な副作用は悪心，傾眠，嘔吐でした。なお，20mg/日群においてのみ治療薬との因果関係が否定されない脳出血が1例みられており，死亡しています。

表3-3に示すとおり，日本におけるボルチオキセチンのプラセボ対照試験の結果は1勝2敗です。画期的ではない成績に基づいて承認された抗うつ薬と言えるでしょう。この程度の成績の割に他の抗うつ薬と比べて薬価が飛びぬけて高いので（2020年4月時点で10mg錠が168.9円），ボルチオキセチンを抗うつ薬の第一選択薬とすべきでないのは明らかです。

ただ，薬価はともかくこの成績だけに基づいてボルチオキセチンを他より劣った抗うつ薬と認定するのは不当です。なぜなら，拙著「科学的認知症診療5Lessons」でも論じたように，他の抗うつ薬のプラセボ対照試験もボルチオキセチンとだいたい似たような成績だからです[8)]。うつ病を対象に抗うつ薬の有効性を検証するために行われたプラセボ対照無作為化試験に関する総説によると，アメリカで抗うつ薬の承認を得るために製薬会社が1987〜2004年にFDAに提出した全74試験中，抗うつ薬がプラセボを上回ったのは38試験（51%）にとどまっていました[9)]。つまり，抗うつ薬がプラセボと対決したときの成績は平均すると1勝1敗ペースなので，1勝2敗のボルチオキセチンが異常に悪い成績とまでは言えないわけです。なお，この程度の成績にもかかわらず抗うつ薬が広く使われている理由の一つに，論文出版の偏りがあるとされています。先の総説によると，抗うつ薬がプラセボを上回った38試験中，医学雑誌に論文として掲載されたのは37試験（97%）だったのに対し，抗うつ薬がプラセボと変わらなかった36試験中，医学雑誌にそのまま論文として掲載されたのはわずか3試験（8.8%）にとどまるのみならず，あろうことか11試験（31%）は主要評価項目で実薬はプラセボを上回らなかったことを伏せてあたかも薬が効

表3-3　ボルチオキセチンの日本における治験結果のまとめ

試験名	対象疾患	被験者数	結果
CCT-002	うつ病	約590	プラセボと変わりなし
CCT-003	うつ病	約360	プラセボと変わりなし
CCT-004	プラセボを1週間投与しても変化せず，病期が1年未満にとどまる反復性うつ病	約490	プラセボより優れる抗うつ効果あり

いたかのような内容の論文となって医学雑誌に掲載されていました[9)]。実際の試験成績と論文の世界の試験成績の違いを図式化したのが**図3-9**と**図3-10**です。

FDA	試験成功	試験失敗
ブプロピオン徐放剤	1	2
シタロプラム	2	3
デュロキセチン	4	4
エスシタロプラム	3	1
フルオキセチン	4	1
ミルタザピン	5	5
ネファゾドン	3	3
パロキセチン	7	9
パロキセチン徐放剤	2	1
セルトラリン	1	4
ベンラファキシン	4	2
ベンラファキシン徐放剤	2	1

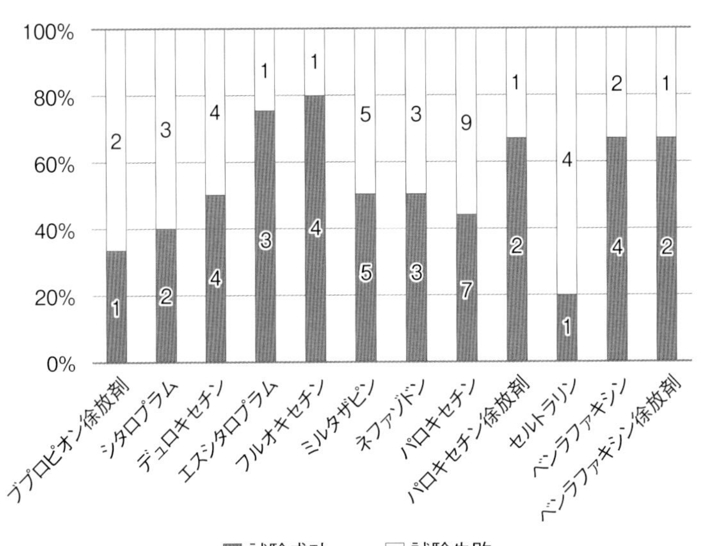

図3-9　実際の抗うつ薬試験成績

1987〜2004年にFDAに提出された，うつ病を対象に抗うつ薬の有効性を検証するために行われたプラセボ対照無作為化試験のうち，それぞれの抗うつ薬の試験成功率，すなわちプラセボを上回った試験の割合を示している．棒グラフの中の数字は試験の数. 日本未承認薬を含む.

（文献9をもとに作成）

journal	試験成功	試験失敗
ブプロピオン徐放剤	1	0
シタロプラム	4	0
デュロキセチン	6	0
エスシタロプラム	3	0
フルオキセチン	5	0
ミルタザピン	5	1
ネファゾドン	4	0
パロキセチン	8	2
パロキセチン徐放剤	3	0
セルトラリン	2	0
ベンラファキシン	5	0
ベンラファキシン徐放剤	2	0

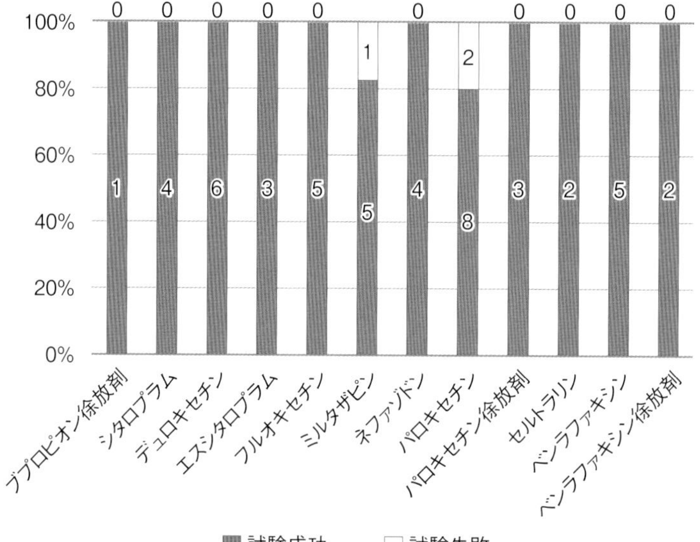

図 3-10　論文の世界の試験成績（前図と同じ試験）

前図と同じ試験が医学雑誌においてどのように出版されたかを示している．日本未承認薬を含む．

（文献 9 をもとに作成）

たとえば日本国内の試験ではかませ犬にも勝てなかったセルトラリンについてみてみると，FDA に提出された実際の試験成績はプラセボと対決して1勝4敗と海外でも振るわなかったのですが，論文の世界では2勝0敗という現実離れした有効性を示したことになっています。このように抗うつ薬が効いたという方向に偏って出版された精神医学論文に基づき，製薬会社はパンフレット等をつくり医師に営業をかけますので，それに影響された医師が抗うつ薬を処方してしまっているというわけです。

一番最近に開発された抗うつ薬はエスケタミンですが，日本ではまだ抗うつ薬として販売されていません。アメリカでは2種類の抗うつ薬に反応しなかったうつ病（治療抵抗性うつ病）に保険適用を取得していますが，FDA に提出された治験成績をみるかぎりその実力は微妙です[10)]。

表 3-4 に示すとおりプラセボとの対戦成績は1勝2敗にとどまっています。唯一プラセボに勝った TRANSFORM-2 ですが，MADRS におけるプラセボ群の改善が 16.8 点だったのに対し実薬群の改善は 20.8 点にとどまり，その差は 4.0 点（95% 信頼区間 0.64〜7.31）に過ぎず，エスケタミンの見かけ上の抗うつ効果のうち約8割はプラセボ効果として説明可能です。FDA の基準によるとこの成績では承認不可ということになるので，エスケタミンは開発失敗となるはずでした。ところが窮地の製薬会社に FDA 自身が救いの手を差し伸べます[11)]。なんと，本来は許可されていない無作為化中止試験を実施し統計的有意差が得られれば承認すると製薬会社に申し向けたのです。無作為化中止試験とは，エスケタミン投与後にうつ病が回復した人を無作為に実薬群とプラセボ群に割り付け，実薬群は実薬を投与され続けますがプラセボ群は途中でプラセボに変更され，両群間におけるうつ病の再発の割合を比較するという臨床試験です。被験者はそれまでの治験で実薬群に割り付けられ，なおかつ

表 3-4　治療抵抗性うつ病に対するエスケタミンの治験結果のまとめ

試験名	対象年齢	被験者数	結果
TRANSFORM-1	18-64	346	プラセボと変わりなし
TRANSFORM-2	18-64	227	プラセボより優れる抗うつ効果あり
TRANSFORM-3	65以上	138	プラセボと変わりなし

（文献9に基づき作成）

うつ病が回復した人に限定されました。SUSTAIN-1と名付けられた多施設共同無作為化中止試験の結果，プラセボ群は実薬群よりもうつ病を再発しやすいという結果が得られ，これを根拠にエスケタミンはFDAに承認されました。プラセボ群のうつ病再発率を100％と報告した著しく偏った施設が一つだけあり，その施設を除外した解析では両群に有意差はなかったのですが，それは些末な事象として問題視されませんでした。また，プラセボ群においてうつ病の再発ではなくエスケタミンの禁断症状が観察されている可能性が指摘されたのですが，それも些細な懸念とされました。もっとも，イギリスのNICEはエスケタミンの使用を推奨しないとするガイダンス案を発表しています（2020年1月28日）。ケタミンは日本では麻薬に指定されています。

表3-5　日本で使われている代表的な抗うつ薬

	分類
イミプラミン	三環系抗うつ薬
アミトリプチリン	
クロミプラミン	
アモキサピン	
マプロチリン	四環系抗うつ薬
ミアンセリン	
セチプチリン	
フルボキサミン	SSRI
パロキセチン	
セルトラリン	
エスシタロプラム	
ミルナシプラン	SNRI
デュロキセチン	
ベンラファキシン	
トラゾドン	その他の抗うつ薬
ミルタザピン	
ボルチオキセチン	

（代表的抗うつ薬をあげた）

これまで列挙してきた抗うつ薬のうち，今の日本で使われている代表的なものを**表3-5**にあげます。

以下に抗うつ薬開発の経緯をまとめます。

基　本	・抗うつ薬はまったくの偶然に発見された ・三環系とパロキセチンは高齢者に使いにくい
応　用	・セルトラリンはかませ犬以下 ・トラゾドンは不眠症に有用
新　薬	・ボルチオキセチンは薬価が高いだけ ・エスケタミンの効果の8割はプラセボ

3 抗うつ薬の成績

上述したとおりプラセボ対照試験で抗うつ薬がプラセボを上回るのはせいぜい半数にとどまり，半数の試験では抗うつ薬はプラセボと変わりありません[9)]。うつ病急性期における抗うつ薬の有効性を検証した二重盲検試験に関する系統的総説によると，1979～2016年に行われた522試験（総被験者数116,477人）を解析した結果，抗うつ薬群の治療効果は時代が進んでも改善せず，最も抗うつ効果が優れた薬は最も古く開発された三環系抗うつ薬のうちのひとつであるアミトリプチリンでした[12)]。要するに，最も古い抗うつ薬である三環系抗うつ薬を上回る有効性を持つ抗うつ薬はまだ登場していないわけです。同解析で，SSRIのフルボキサミンとその他の抗うつ薬のトラゾドンは抗うつ効果が比較的劣っている傾向がありました。この2剤をうつ病急性期で使うのはやめておいたほうが安全かもしれません。とはいえ，どの抗うつ薬も有効性において大きな差はありません。

うつ病の重症度と抗うつ薬の効き方には相関があります。アメリカ連邦政府情報公開法を根拠に1987〜1999年にFDAに提出された抗うつ薬の臨床試験結果を情報公開させ，それに基づきメタ解析を行った研究では，実薬群とプラセボ群の間で臨床的に意味のある差がみられるのは重症うつ病のみで，被験者の重症度が軽いとプラセボ群での改善率が高くなるので群間差が消失することから，重症うつ病以外には抗うつ薬は無意味であるとされています[13]。なお，このメタ解析で計測されたHAM-D点数の実薬群における改善の平均は9.60点だったのに対しプラセボ群のそれは7.80点に及び，抗うつ薬の見かけ上の抗うつ効果のうち約8割はプラセボ効果として説明可能でした。1980〜2009年にFDAに提出された抗うつ薬の臨床試験の非公開情報を試験実施者に問い合わせて収集し各被験者個人の臨床データに基づいて行われたメタ解析においても，抗うつ薬は重症うつ病の被験者に対してのみ臨床的に意味のある抗うつ効果を発揮するにとどまり，それ以外の被験者にとって抗うつ薬は意味がないことが確認されました[14]。2009〜2012年に日本のPMDA（Pharmaceuticals and Medical Devices Agency）に提出された抗うつ薬の臨床試験の各被験者個人の臨床データに基づいて行われたメタ解析においても，同様にうつ病が重症であれば抗うつ薬の効果があらわれやすい傾向が観察されました[15]。

抗うつ薬の効果が出現するのは早ければ1週間以内，遅くとも2週間以内です。1984〜2005年に発表された抗うつ薬のプラセボ対照無作為化二重盲検試験に関する報告のメタ解析では，真の薬の効果，すなわち実薬群とプラセボ群の群間差は投与開始後1週間であらわれると報告されています[16]。1982〜2003年に実施された抗うつ薬の臨床試験に関する別のメタ解析においても抗うつ薬が効いた被験者の多くは投与開始後2週間で改善をみせており，投与開始後2週間で改善がみられなかった被験者の大多数は試験終了時においても改善がみられなかったことから，研究者らはうつ病の薬物療法開始後2週間で改善がない場合は治療変更を検討するよう推奨しています[17]。

うつ病に抗うつ薬を投与しても奏功しない場合は少量の抗精神病薬を追加して抗うつ薬の抗うつ効果を増強するときがあります。DSM-IV-TRでうつ病と診断されSSRIまたはSNRIを投与されても良くならなかった日本の患者を対象に，抗うつ薬を継続しつつプラセボまたはアリピプラゾール3mg/日，またはアリピプラゾール3〜15mg/日（被験者を診察する精神科医の判断で用量増減可能）を8週間追加しMADRS点数の推移を比較した試験における成績は**図**

3-11 のとおり実薬群はプラセボ群を統計的有意に上回りました。

MADRS	プラセボ群（n=195）	3mg 群（n=197）	3-15mg 群（n=194）
追加前の点数	25.5±0.5	25.2±0.5	25.3±0.5
点数の変化量	−7.4±0.6	−10.5±0.6	−9.6±0.6
プラセボとの差		−3.1	−2.2
p 値		P<0.001	P=0.006

アリピプラゾール追加試験における MADRS 点数の推移（平均 ± 標準偏差）

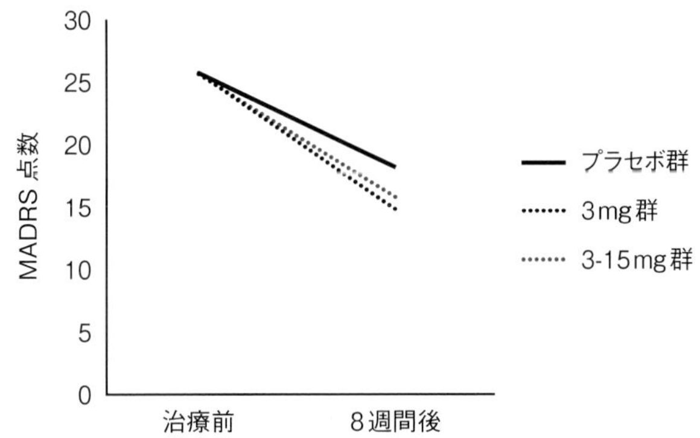

図 3-11　アリピプラゾール追加試験（国内治験）
（2013 年 5 月 31 日アリピプラゾール審査報告書をもとに作成）

実薬群はプラセボ群を MADRS 点数で統計的有意に上回ったとはいえ群間差は臨床的有意差（7〜9 点）には程遠く，アリピプラゾール追加による見かけ上の抗うつ効果のうち約 7〜8 割はプラセボ効果として説明可能でした。

アリピプラゾール追加試験における副作用発現率は**図 3-12** のとおりです。

主な副作用はアカシジア，振戦，傾眠，ALT（alanine aminotransferase）増加，便秘，口渇，体重増加，倦怠感，AST（aspartate aminotransferase）増加でした。とくにアカシジアは 3mg/ 日群と 3〜15mg/ 日群の間の発現数に差があり（プラセボ群 8 例，3mg/ 日群 28 例，3〜15mg/ 日群 71 例），アリピプラゾールの副作用が用量依存的にしっかり出たことがわかります。

精神科医の判断で用量を 3〜15mg/ 日に調整された群（可変用量群）と比べ

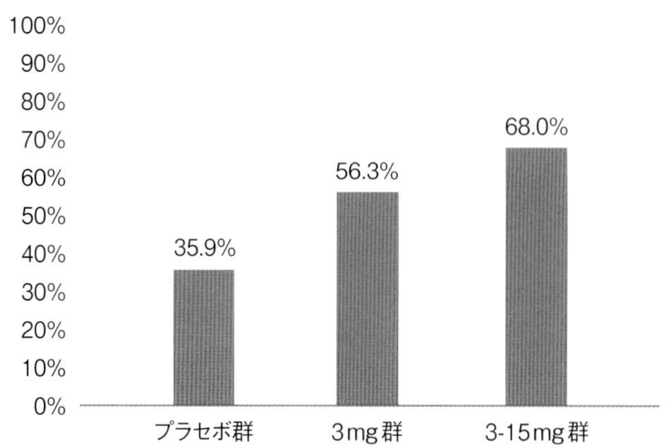

図 3-12 アリピプラゾール追加試験における各群で観察された治療薬との因果関係が否定されなかった有害事象の出現割合
（2013 年 5 月 31 日アリピプラゾール審査報告書をもとに作成）

ると，用量を 3mg/ 日のみに固定された群（固定用量群）のほうが MADRS 点数は良くかつ副作用発現率も低く抑えられています。精神科医による“投薬調整”なるものの真価を明らかにした治験と言えそうです。

うつ病患者のうちごく少数は幻覚妄想を伴う“精神病性うつ病”を経験します。気分の落ち込み以外に「食べようとすると『やめろ』という声が聞こえてくるので食事できない」「私の内臓は腐り果てていて栄養が何も身につかないのでご飯はいらないですし点滴も拒否します」などといった幻覚妄想を伴う状態です。経験的に，精神病性うつ病に対しては抗うつ薬と抗精神病薬の併用治療が用いられてきました。精神病性うつ病を対象に向精神薬の有効性を検証した無作為化試験に関する系統的総説によると，検索可能な全 12 試験（総被験者数 929 人）の解析の結果，抗うつ薬や抗精神病薬の単剤治療の有効性に関する根拠は検出できなかったものの，抗うつ薬と抗精神病薬の併用治療はその有効性において抗うつ薬単剤治療，抗精神病薬単剤治療，プラセボのいずれも上回ることが示唆されました[18)]。普通のうつ病の臨床試験に比べて被験者の数が少ないのは，それだけ精神病性うつ病の患者数が少ないせいだと思われます。

抗うつ薬の成績についてのまとめは以下のとおりです。

RCT※	・半数の試験でプラセボと変わりなし ・効いた試験でも効果の8割はプラセボ
期　間	・有効例は開始後2週間で効き始める ・2週間で効かなければ続けてもだいたい無駄
重　症	・重症例のみ抗うつ薬の効果を期待できる ・精神病性うつ病には併用治療

※ randomized controlled trial

4 うつ病以外への使用と副作用

一部のSSRIは社会不安障害に用いられることがあります。昔は対人恐怖症と呼ばれていた状態で，他人の視線を浴びる場面への著しい恐怖や不安を特徴とします。日本における社会不安障害の患者（273例，最年少18歳，最高齢62歳）を対象にフルボキサミン150mg/日，300mg/日またはプラセボを10週間投与し社会不安障害の評価尺度であるLiebowitz Social Anxiety Scale日本語版（LSAS-J）の治療後における点数を比較した無作為化二重盲検試験（J3113試験）においては，LSAS-Jの平均点は150mg/日群と300mg/日群を併合した実薬群（176例）が58.6点だったのに対してプラセボ群（89例）が65.8点で，統計的有意差が観察されました（p=0.0197）。J3113試験の結果，フルボキサミンは社会不安障害への保険適用を取得しました。とはいえ，高齢者が試験に含まれていないので社会不安障害の高齢者にフルボキサミンを使うべきなのかどうかはJ3113試験からはなんとも判断できません。また，150mg/日群（91例）の治療後LSAS-J平均点は56.4点でプラセボ群と有意差（p=0.0147）があったのですが，300mg/日群（85例）は61.0点でプラセボ群と有意差はありませんでした（p=0.3088）。フルボキサミンの添付文書上の最大用量は150mg/日です。添付文書の規定を上回る投与はやめておきましょう。

日本における社会不安障害の患者を対象にパロキセチン20mg/日，40mg/日またはプラセボを12週間投与しLSAS-Jの変化量を比較した無作為化二重盲検試験である661試験においては，各群のLSAS-J点数の推移は**図3-13**のとおりでパロキセチンはプラセボと変わりありませんでした。

LSAS-J	プラセボ群	20mg群	40mg群
症例数	120	117	116
治療前	68.6±24.0	67.1±25.0	64.3±19.2
12週間後	48.4±26.7	46.0±29.7	39.4±24.8
p値		0.947	0.186

パロキセチン国内治験（661試験）LSAS-J点数の推移（平均±標準偏差）

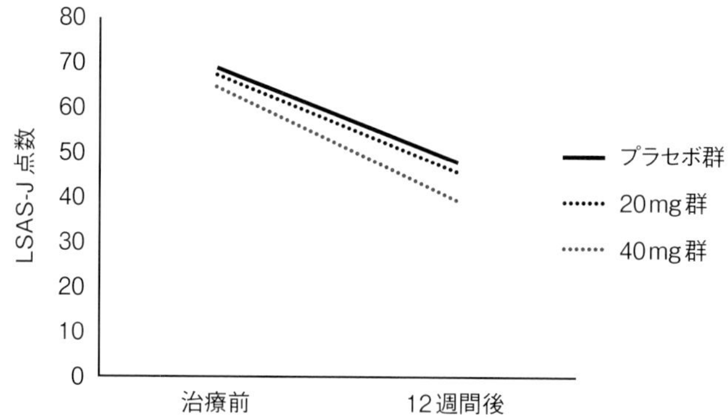

図3-13　社会不安障害に対するパロキセチン国内治験（661）
（661試験の結果．パロキセチン審査報告書に基づいて作成）

661試験の失敗を受け，パロキセチンの薬効を最大限に引き出すために，製薬会社はパロキセチンが効きそうな社会不安障害患者だけに的を絞って2回目の日本人対象の治験を行いました。それが776試験です。重症であればあるほどパロキセチンが効きやすいと考えられたので，患者の選択基準をLSAS-Jで60点以上と設定し軽症患者を除外しました。そのうえで，プラセボで良くなる患者を除外するために，無作為化に割り付ける前に被験者全員にプラセボを

2週間投与しLSAS-Jが25％以上減少した被験者を除外しました。さらに，パロキセチンの薬効のみを評価する目的でベンゾジアゼピン受容体作動薬を併用禁止としパロキセチン単剤治療に徹底しました。776試験の結果は**図3-14**のとおりで実薬群とプラセボ群の間に統計的有意差が観察されました。

LSAS-J	プラセボ群	20mg群	40mg群
症例数	130	132	133
治療前	80.2±15.3	80.8±14.2	81.6±14.5
12週間後	60.1±22.0	53.2±23.1	54.8±21.1
p値		0.007	0.025

パロキセチン国内治験（776試験）LSAS-J点数の推移（平均±標準偏差）

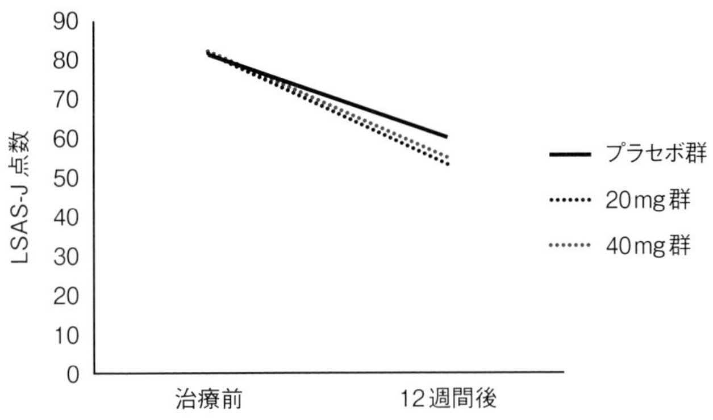

図3-14　社会不安障害に対するパロキセチン国内治験（776）
（776試験の結果，パロキセチン審査報告書に基づいて作成）

776試験の結果を受けてパロキセチンは社会不安障害への保険適用を取得しました。とはいえ，試験前後のLSAS-J点数の変化量はプラセボ群が20.1点だったのに対しパロキセチン20mg/日群は27.5点，40mg/日群は26.8点にとどまっているので，パロキセチンの見かけ上の改善のうち約7割はプラセボ効果として説明可能です。パロキセチンは抗コリン作用が強く高齢者に使いにくいとの厚労省の指摘[3)]があることから，高齢者の社会不安障害にパロキセチンを使わないのが基本となります。

日本における社会不安障害の患者を対象にエスシタロプラム 10mg/ 日，20mg/ 日またはプラセボを 12 週間投与し LSAS-J の変化量を比較した無作為化二重盲検試験である MLD5511S31 試験においては，各群の LSAS-J 点数の推移は**図 3-15** のとおりでエスシタロプラムはプラセボと変わりありませんでした。

LSAS-J	プラセボ群	10mg/日群	20mg/日群
症例数	196	198	193
治療前	95.3±18.48	94.5±18.17	93.4±17.79
12週間後	72.2±27.44	67.6±29.01	60.7±27.98
p値		0.089	

エスシタロプラム国内治験（MLD5511S31 試験）LSAS-J 点数の推移（平均±標準偏差）

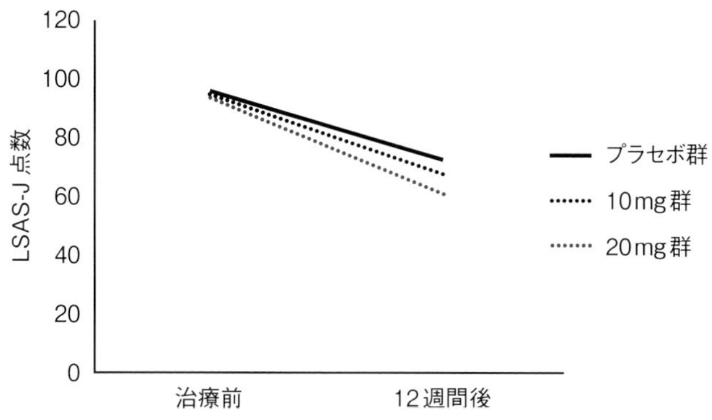

図 3-15　社会不安障害に対するエスシタロプラム国内治験（MLD5511S31）
（MLD5511S31 試験の結果．エスシタロプラム審査報告書に基づいて作成）

プラセボ群に対する本剤 10mg/ 日群での優越性が示された場合に限りプラセボ群に対する本剤 20mg/ 日群の優越性を検討する閉検定手順だったので，プラセボ群に対する本剤 20mg/ 日群の p 値は算出されていません。

MLD5511S31試験が失敗に終わったことから，パロキセチンのように追加の臨床試験をしない限りエスシタロプラムの保険適用取得はできないはずでした。しかし窮地の製薬会社にPMDA自身が救いの手を差し伸べます。MLD5511S31試験の事後解析で一部患者では有効性が期待できること，海外では保険適用を取得していること等を理由に，なんと追加の臨床試験なしで承認すると製薬会社に申し向けたのです。こうしてエスシタロプラムは社会不安障害への保険適用を取得しました。医師が社会不安障害にエスシタロプラムを使うべきかどうか迷った際はこの承認経緯を思い出すべきです。

一部のSSRIはパニック障害に用いられることがあります。パニック障害では動悸や息切れ，著しい不安を伴うパニック発作が突然に起こります。発作は一時的ですが発作を繰り返すうちに発作に対する不安（予期不安）や発作が起きた場所ないしは起きると助けが得られないような場面を避ける行動（広場恐怖）がみられることがあります。

	プラセボ群	10-30mg/日群
症例数	83	85
改善数	27	44
改善率	32.5%	51.8%
p値		0.013

日本におけるパニック障害の患者を対象にパロキセチン10～30mg/日（1週ごとに増量する強制漸増法）またはプラセボを8週間投与し最終全般改善度で中等度改善以上の被験者の占める割合（改善率）を比較した無作為化二重盲検試験においては**図3-16**のとおり統計的有意差が観察されました。

この試験の結果を受けてパロキセチンはパニック障害への保険適用を取得しました。とはいえパロキセチンは抗コリン作用が強く高齢者に使いにくいとの厚労省の指摘[3)]があることから，パニック障害の症状が重度かつパロキセチン以外の治療でうまくいかない場合

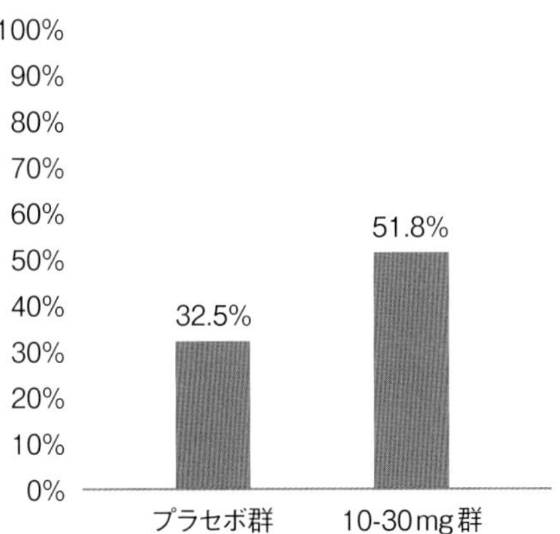

図3-16　パニック障害の改善率の比較
（パロキセチン審査報告書に基づいて作成）

を除けば高齢者のパニック障害にパロキセチンは使わないのが基本となります。

日本におけるパニック障害の患者を対象にセルトラリン25〜75mg/日（低用量群），50〜150mg/日（高用量群）またはプラセボを12週間投与し最終全般改善度で中等度改善以上の被験者の占める割合（改善率）を比較した無作為化二重盲検試験であるSTL-JP-93-603試験においては，**図3-17**に示すとおり各群の改善率に統計的有意差はなくセルトラリンはプラセボと変わりありませんでした。

	プラセボ群	25-75mg/日群	50-150mg/日群
症例数	46	40	38
改善数	22	25	21
改善率	47.8%	62.5%	55.3%

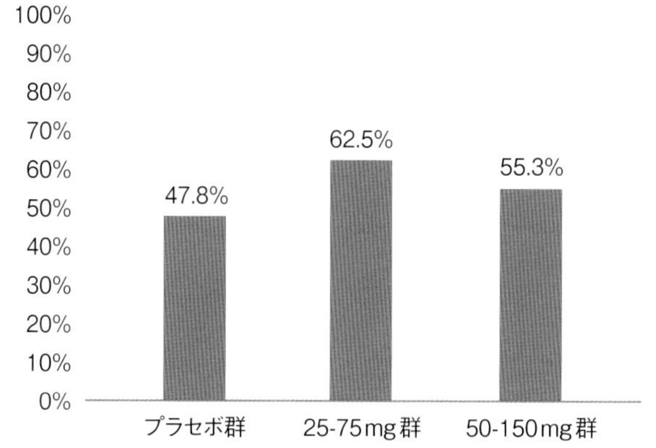

図3-17　パニック障害の改善率の比較
（STL-JP-93-603試験の結果．セルトラリン審査報告書に基づいて作成）

STL-JP-93-603試験の失敗を受け，セルトラリンの薬効を別の方向から評価するために製薬会社は無作為化二重盲検治療中止試験を実施しました。それがA0501060試験です。日本におけるパニック障害患者を対象にセルトラリン50

～100mg/ 日を 8 週間投与し，その後に実薬群とプラセボ群に無作為化に割り付け，二重盲検下で実薬群はセルトラリンを同用量で継続，プラセボ群はセルトラリンを中止され，8 週間の二重盲検期における再燃率を比較しました。その結果は**図 3-18** のとおりでセルトラリンはプラセボと変わりありませんでした。

	プラセボ群	セルトラリン群
症例数	121	119
再燃数	16	12
再燃率	13.2%	10.1%
p 値		0.449

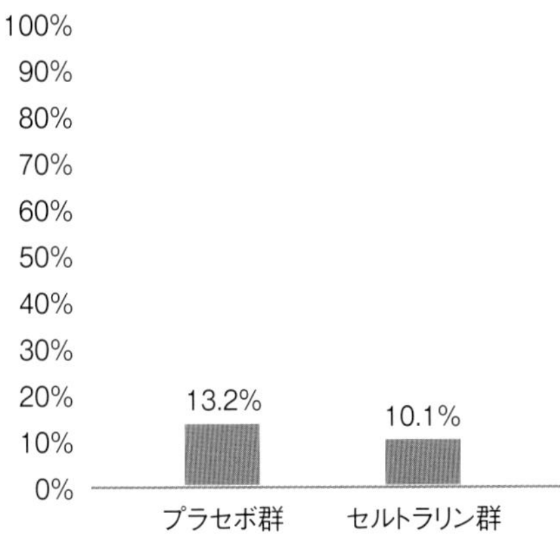

図 3-18　パニック障害の再燃率の比較
（A 0501060 試験の結果．セルトラリン審査報告書に基づいて作成）

2 回やった試験が 2 回とも失敗に終わったことから，セルトラリンの保険適用取得はできないはずでした。しかし窮地の製薬会社に PMDA 自身が救いの手を差し伸べます。製薬会社は試験が終わったあとになってから A 0501060 試験において有効性が示されなかったのはあらかじめ設定されていた“再燃”の定義が悪かったからであるという考察を申し述べていたのですが，なんと

PMDAはこの後講釈を了としてセルトラリンを承認すると製薬会社に申し向けたのです。こうしてセルトラリンはパニック障害への保険適用を取得しました。セルトラリンはもともと抗うつ薬なのですが，その本業の抗うつ効果ですらかませ犬以下（STL-JP-94-608試験）ないしはプラセボ相手に1勝4敗という成績を残している薬です[9)]。パニック障害を対象にした国内試験が2回とも失敗したのも，評価項目の定義が悪かったので不当に失敗したというよりは，薬効が乏しかったので順当に失敗したと解釈するのが常識的です。医師がパニック障害にセルトラリンを使うべきかどうか迷った際はこの承認経緯を思い出すべきです。

一部のSSRIは強迫性障害に用いられることがあります。強迫性障害とは自分でもつまらないとわかっていても頭から離れず確認せずにいられない等といった強迫観念・強迫行為を特徴とした精神疾患です。

	プラセボ群	100-150mg/日群	200-300mg/日群
症例数	33	33	27
改善数	6	17	14
改善率	18.2%	51.5%	51.9%

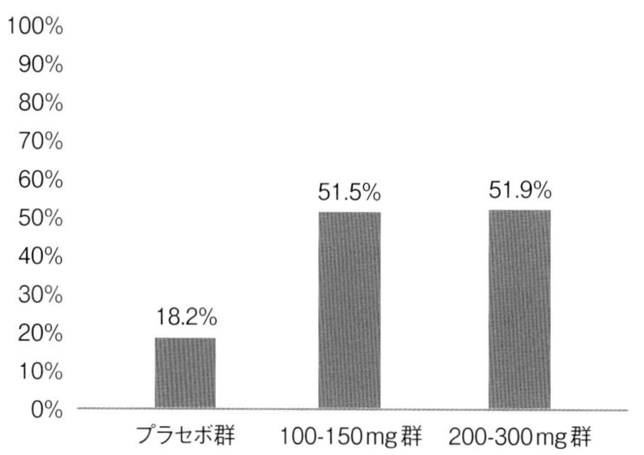

図3-19　強迫性障害の改善率の比較
（ルボックス®インタビューフォーム2020年4月改訂第34版に基づいて作成）

強迫性障害の日本人患者を対象にフルボキサミン100～150mg/日，200～300mg/日またはプラセボを8週間投与し最終全般改善度で中等度改善以上の被験者の占める割合（改善率）を比較した無作為化二重盲検試験においては，各群の改善率は**図3-19**のとおりで実薬群とプラセボ群の間に統計的有意差（p<0.05）が観察され，フルボキサミンは強迫性障害への保険適用を取得しました。

どうみても100～150mg/日群と200～300mg/日群の改善率に違いはありません。なお，フルボキサミンの添付文書上の最大用量は150mg/日なのでご注意ください。

強迫性障害の日本人患者を対象にパロキセチン10～40mg/日またはプラセボを8週間投与し最終全般改善度で中等度改善以上の被験者の占める割合（改善率）を比較した無作為化二重盲検試験である414試験においては，各群の改善率は**図3-20**のとおりで実薬群とプラセボ群の間に統計的有意差は観察されず，パロキセチンはプラセボと変わりありませんでした。

414試験の結果を解析した製薬会社は，パロキセチンの用量が少なすぎたことと，投与期間が短すぎたことが失敗の原因だったと考察しました。それを踏まえてパロキセチンの用量を40～50mg/日に，投与期間を12週間にそれぞれ変更して再度行われた試験が660試験です。660試験の結果は**図3-21**のとおりで実薬群とプラセボ群の間に統計的有意差が観察されました。

	プラセボ群	10-40mg/日群
症例数	53	54
改善数	13	15
改善率	24.5%	27.8%
p値		0.827

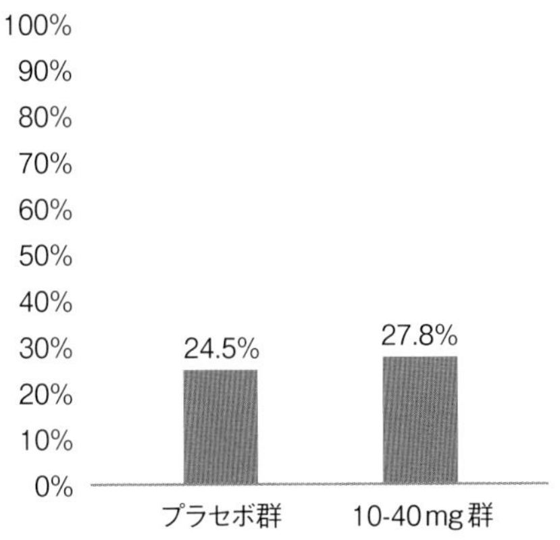

図3-20　強迫性障害の改善率の比較（414試験）
（414試験の結果．パロキセチン審査報告書に基づいて作成）

660 試験の結果を受けてパロキセチンは強迫性障害への保険適用を取得しました。とはいえ，パロキセチンの有効性を引き出すためには 40mg/ 日以上という高用量が必要で，この用量に高齢者が耐えられない懸念があります。高齢者の強迫性障害にパロキセチンは使わないのが基本となります。

表 3-6 は社会不安障害，パニック障害，強迫性障害に関する国内治験成績のまとめです。保険適用を取得していますが，発売前に国内で行われたプラセボ対照試験の結果をみる限り承認されている割

	プラセボ群	40-50mg/ 日群
症例数	93	94
改善数	22	47
改善率	23.7%	50.0%
p 値		<0.001

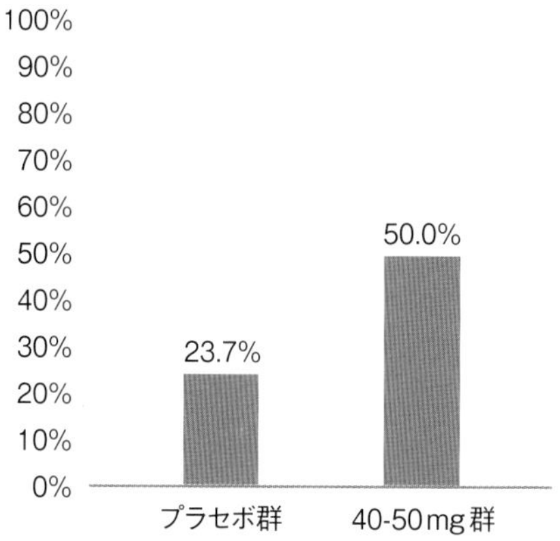

図 3-21　強迫性障害の改善率の比較（660 試験）
（660 試験の結果．パロキセチン審査報告書に基づいて作成）

表 3-6　うつ病以外の精神疾患に関する SSRI の国内治験成績のまとめ

対象疾患	SSRI の名称	試験結果
社会不安障害	フルボキサミン	プラセボを上回った
	パロキセチン	初試験でプラセボと変わらなかったが再試験でプラセボを上回った
	エスシタロプラム	プラセボと変わらなかった
パニック障害	パロキセチン	プラセボを上回った
	セルトラリン	初試験でプラセボと変わらなかったうえ再試験でもプラセボと変わらなかった
強迫性障害	フルボキサミン	プラセボを上回った
	パロキセチン	初試験でプラセボと変わらなかったが再試験でプラセボを上回った

に有効性は必ずしも確実とは言えません。

薬効の不確実性を直視すれば，高齢者の社会不安障害，パニック障害，強迫性障害に積極的にSSRIを使ってよいという発想にはならないでしょう。ましてや，これらの精神疾患の診断基準を満たさないような高齢者の日常的な不安に対し安易にSSRIを投与するのは論外であるのは明らかです。診断基準を満たしていても効果が不確実なのに，診断基準を満たしていない患者にSSRIを投与しても効果は到底期待できず有害無益だからです。

認知症の抑うつや不安にSSRIを含む抗うつ薬を投与するのもやめておいたほうが安全です。自分に物忘れがあるので気分が落ち込んだり不安になったりするのはその人の精神が正常な証拠であり，精神疾患の治療のために開発された抗うつ薬を精神が正常な人に投与しても理論的に効くわけがないからです。前頭側頭型認知症の脱抑制，自発性低下，炭水化物の過食，強迫症状に対してSSRIを使ってみたという後方視的小規模非盲検試験はありますが，十分な検討ができているとは言い難く，一般臨床医が前頭側頭型認知症にSSRIを使うのはやめておいたほうが安全です。というのも，どの抗うつ薬にもさまざまな副作用があり，高齢者に気軽に使えるような理想的な抗うつ薬は存在しないからです。

以下に主な副作用をあげます。

1）抗コリン作用

三環系抗うつ薬とパロキセチンは抗コリン作用が強く，高齢者に用いると口渇，便秘，認知機能低下，せん妄の危険があるので，できるだけ避けたほうがよいです[3)]。とはいえ，精神病性うつ病に最も奏功するのは三環系抗うつ薬というデータもあり，入院を要するようなうつ病の場合は三環系抗うつ薬を使わざるをえない場面もあるかと思います。厚生労働省の高齢者の医薬品適正使用の指針（2018年）[3)]や日本老年医学会の「高齢者の安全な薬物療法ガイドライン2015」[19)]では入院を要するほど重症の高齢うつ病患者に対する視点が欠けていますので，どうしても三環系抗うつ薬が必要な場合はこれらの指針を無視して支障はないです。ただし，うつ病患者全体のうちそれだけ重症の人はごく少数である点は忘れないでください。また，重症うつ病とレビー小体型認知症の合併が疑われる場合は，回復可能性のある前者の治療を優先することにはなりますが，レビー小体型認知症は抗コリン作用に弱いという特徴があることから，向精神薬に頼らない治療（例：電気けいれん療法）に切り替えたほうが安全だと思います。パロキセチンも同様に高齢者には使わないのが基本となります。SNRIやミルタザピンもまれですが抗コリン作用を出すことがあるので少し注意する必要があります。

2）起立性低血圧

高齢者に三環系抗うつ薬を使うと起立性低血圧が起こることがあるので，転倒を避けるために少量から使う必要があります。四環系抗うつ薬，SSRIも起立性低血圧を起こすことがあるので，転倒に注意が必要です。SNRIはノルアドレナリン再取り込み阻害作用があるので高用量だと不眠，血圧上昇などのノルアドレナリン作用が出ることがあるのですが，少量だと起立性低血圧を起こすことがあるので，やはり転倒に注意が必要です。

3）鎮　静

三環系抗うつ薬，四環系抗うつ薬，トラゾドン，ミルタザピンには多かれ少なかれ鎮静作用があります。SSRI，SNRIではほとんど報告されていません。

4）体重増加

三環系抗うつ薬とミルタザピンには体重増加作用があります。四環系抗うつ薬ならびにSSRIのうちパロキセチンとエスシタロプラムはまれに体重増加を起こすと報告されています。その他のSSRIおよびSNRIでは体重増加の報告はほとんどありません。

5）出　血

SSRIには胃腸出血が報告されています。出血傾向または出血性素因のある患者は要注意です。具体的にはNSAIDs（non-steroidal anti-inflammatory drugs），アスピリン，ワルファリンを使用している高齢者にはSSRIはきわめて使いにくいです。その他，皮下溢血，紫斑なども報告されています。SSRIによる出血は高齢者でとくに起こりやすいので，SSRIは高齢者に使いにくい薬と言えます。

6）過量服薬時の危険性

三環系抗うつ薬は過量服薬をするとけいれん重積，致死性心室性不整脈，昏睡による呼吸抑制を起こし死亡しやすいことがわかっています。四環系抗うつ薬も過量服薬時には主な症状として鎮静がみられ，まれに不整脈，けいれん，重篤な低血圧，呼吸抑制がみられることがあります。エスシタロプラム以外のSSRIおよびSNRIは三環系抗うつ薬に比べると過量服薬時の危険性はましです。とはいえSSRIやSNRIの過量服薬時にセロトニンが過剰に作用することで起こる不安，焦燥，興奮，錯乱，幻覚といったセロトニン症候群や意識障害が起こることがあるので注意が必要です。なお，エスシタロプラムはQT延長を起こしトルサード・ド・ポアントなど致死的な不整脈を起こす危険があるので過量服薬時の危険性はSSRIのなかでは高いです。添付文書上，QT延長のある患者に禁忌となっていますので，処方するのであれば無症状でも安静時心電図を定期的にとっておく必要があります。

7）中止後症状

いったん抗うつ薬を始めるとなかなかやめられなくなります。やめると中止後症状というさまざまな不快な症状があらわれるからです。イライラ，嘔気，運動失調，発汗，感覚異常，悪夢などです。中止後症状を防ぐ手段はなく，急にやめても徐々にやめても発現率は変わらないという研究もあります。中止後症状への有効な対策もありません。あまりにも中止後症状がひどいときは抗うつ薬を再開するしかありません。パロキセチンとデュロキセチンは半減期が短いので，とくに中止後症状が出現しやすいです。

以下は抗うつ薬のうつ病以外への使用と副作用についてのまとめです。

前　提	・社会不安障害，パニック障害，強迫性障害に保険適用 ・しかし効果は不確実
副作用	・三環系は抗コリン作用があり高齢者に使いにくい ・SSRI は出血の副作用があり高齢者に使いにくい
対　策	・高齢者の日常的な不安に抗うつ薬を使わない ・認知症のうつ状態に抗うつ薬を使わない

5 診療指針

日本うつ病学会が公開しているうつ病に関する診療指針[20]では，うつ病治療における支持的精神療法，心理教育などの非薬物療法の重要性に言及されています。また，うつ病を起こしうる身体疾患の鑑別のために施行すべき検査についても触れられています。また，向精神薬に頼らない治療として電気けいれん療法や高照度光療法についても記載されており，薬物治療に偏ることのない診療指針となっています。

その中で薬物療法について触れられているところを見ますと「薬剤添付文書の記載には目を通しておくこと」と書かれています。日本の医師は添付文書を読まずに抗うつ薬の処方箋を書いていると診療指針編集者は認識しているということです。「多くの向精神薬において，飲酒と車両の運転，危険作業は回避すべき旨が記載されており，処方にあたって十分配慮する」とも書かれています。確かに多くの抗うつ薬の添付文書の重要な基本的注意の欄には「眠気，めまい等があらわれることがあるので，自動車の運転等危険を伴う機械を操作する際には十分注意させること」と記載されているので，運転をする高齢者には処方する前に運転する際は注意するよう促すべきでしょう。加齢によってそれでなくても運転技能が低下しているからです。なお，一部の抗うつ薬には「自動車の運転等危険を伴う機械操作に従事させないように注意すること」と記載されており運転禁止となっていますので，処方する前に運転をやめるよう指示する必要があります。処方医は診療指針どおりに添付文書を確認し，しかるべく対応しましょう。なお，高齢者が運転注意ないし禁止を嫌がった場合の対応ですが，数々の臨床試験で示され続けてきた乏しい薬効を前提とすれば，抗うつ薬を処方しないという選択をすべきなのは自明と思われます。

同診療指針では，軽症うつ病の治療の基本は非薬物療法であり，安易な薬物療法を慎むよう推奨しています。軽症うつ病に対してプラセボを確実に上回る抗うつ薬が存在しないという数々のプラセボ対照試験の結果が反映されているわけです。

中等症・重症うつ病に対しては抗うつ薬の単剤治療が推奨されています。それと同時に，抗うつ薬を 2 種類以上同時に使う併用治療は行わないことを基本とするよう推奨されています。抗うつ薬は十分量・十分な期間，服用することが基本とされています。

このうち，十分な期間についてはなんの根拠論文も示されることなく「効果の有無をある程度確実に判定するためには，可能な限り 8 週間程度は経過を見ることが望ましい」「第一選択薬に反応があるかどうかを判断する観察期間の長さについてもケースバイケースで決定する。もう少し早い段階（例えば 2 週間）で目処がつくこともあるが，3〜4 週での見極めが困難であることも少なくない。4〜6 週，場合によっては 8 週間の時間をかけて，抗うつ効果が出てくることはしばしば経験する」と編集者の経験に基づいて 8 週間と定義されています。しかしながら編集者の経験だけに基づく推奨を鵜呑みにするのは危険です。上述したとおり臨床試験のメタ解析が示す科学的根拠は「抗うつ薬の効果が出現するのは早ければ 1 週間以内，遅くとも 2 週間以内」です[16)17)]。2 週間投与して効かない抗うつ薬はいくら投与してもだいたい効きません。NICE のうつ病診療指針では 2〜4 週間でなんの反応もなければきちんと薬を飲んでいるかどうか，用量は治療域に達しているかどうかを確認するよう推奨されています[21)]。効かない抗うつ薬を 8 週間も投与すれば「ヤブ」の誹りを免れないでしょう。

また，「抗うつ薬を低用量で使用していて反応がない場合は有害作用が臨床上問題にならない範囲で十分量まで増量を行う」ことが推奨されていますが，この推奨の根拠として同診療指針が示しているのは「低用量 TCA（三環系抗うつ薬のこと。著者注）と標準量 TCA の反応率に優位差（原文ママ）はなく，有害作用は低用量 TCA で少ないとするメタ解析」「SSRI の増量効果に関しては十分なエビデンスがなく，否定的な見解もある」とむしろ増量が無意味であることを示唆する論文になっています。ではなぜ増量を推奨するのかですが，その根拠は「実臨床では，健康保険で認められた最高用量まで増量後に完全寛解にいたることはしばしば経験する」という編集者の経験です。それに続けて「SNRI の増量効果を示唆する報告はある（Corruble and Guelfi, 2000）」と述べられていますが当該報告は 1960 年代以降に行われた抗うつ薬の臨床試験に関する系統的総説で，解析の結果，抗うつ薬の増量戦略について臨床試験でほとんど研究されていないことが明らかにされたと述べており，診療指針の文言と引用文献の中身が必ずしも一致していません[22)]。つまり，自分たちの経験だけを重視しそれに反する研究成果は無視して作った推奨なので，「十分量」という推奨を鵜呑みにするのは危険です。

十分量の抗うつ薬で改善がみられない場合は抗うつ薬を変更するよう推奨されています。十分量についてはともかく，抗うつ薬の変更については同診療指針で示されている根拠論文の内容と矛盾せず，そのまま受け入れて問題ないように思います。あるいは抗うつ薬に気分安定薬や抗精神病薬を併用する抗うつ薬増強療法も推奨されていますが，これについても同診療指針で示されている根拠論文の内容と矛盾せず，また上述したとおりアリピプラゾール追加試験ではアリピプラゾールの少量追加で MADRS 点数にわずかながらも改善がみられ保険適用を取得していることから，アリピプラゾールの少量追加を検討してもよいかもしれません。

精神病性うつ病については単剤治療ではなく抗うつ薬と抗精神病薬の併用治療が推奨されています。これも過去のメタ解析と一致する内容の推奨なので，そのまま受け入れるべきだと思います。

抗うつ薬の投与後にうつ病が改善した場合，その抗うつ薬をいつまで投与すべきかという問題が発生します。抗うつ薬投与後に改善したうつ病患者を対象に抗うつ薬を継続した場合と中止した場合の再発率を比べた無作為化中止試験に関する系統的総説によると，31 試験（総被験者数 4,410 人）を解析した結果，継続した場合のほうが中止した場合よりも再発する割合が0.70倍（95％信頼区間 0.62〜0.78）に減りました[23]。31試験の試験期間の多くは1年間で長いものでも3年間にとどまるので，抗うつ薬継続によって最長3年間は再発率を0.70倍に減らすことが期待できるが3年以上継続することの是非については現在の科学的根拠からはなんとも言えないということになります。これをふまえ，日本うつ病学会の診療指針では抗うつ薬の投与期間について欧米の診療指針を引用し，初発例は寛解後4〜9カ月，再発例では2年以上の抗うつ薬維持療法を推奨しています。

日本うつ病学会は高齢者のうつ病治療ガイドラインも公開しています[24]。高齢者のうつ病の診断においては認知症やアパシーやせん妄との鑑別がしばしば問題になると記載されており，成人期よりもより一層慎重な診断が求められることが示唆されています。精神病性うつ病については高齢者であっても抗うつ薬と抗精神病薬の併用や電気けいれん療法を用いることで，非精神病性のうつ病と同等の反応が期待できると記載されています。ただし，併用治療が推奨されているのは精神病性うつ病に限定されており，通常のうつ病については向精神薬の多剤・併用投与を避け，少量から開始し，漫然と使用しないよう推奨されています。抗うつ薬の併用についても，高齢者では向精神薬の多剤併用治療で有害事象が出現しやすい可能性があることから，行わないことが推奨されています。ここでも「単剤治療が基本」なのです。高齢者に対する向精神薬の併用治療は有害事象が出現しやすいことから推奨されないと記載されています。高齢者うつ病に対して抗うつ薬を使用する際の用量に関しては，まずは低用量（適用量の半量程度）で効果を確認することが推奨されています。電気けいれん療法については，高齢者のうつ病に対して有効性が高く，治療効果が薬物療法よりもすみやかに得られる可能性があることから，自殺念慮が切迫した場合や低栄養状態にある場合や副作用の影響で抗うつ薬が使えない場合などに選択されると記載されています。

うつ病に関する診療指針のまとめです。

対　象	・軽症例には最初から抗うつ薬を使わない ・抗うつ薬を使うなら運転を注意
選　択	・抗うつ薬の単剤治療が原則 ・精神病性うつ病は抗精神病薬との併用治療
真　実	・「十分量，十分期間」は科学的根拠に反する ・3年を超える投与に関する科学的根拠なし

6　高齢者への抗うつ薬の使い方

薬が効きやすい患者に絞って使うのが肝要です。これは抗うつ薬治験のやり方が参考になると思います。抗うつ薬の治験では最初にプラセボを投与しそれで反応しない患者だけを試験に組み入れることによって薬の効果を最大限引き出しました。これを実臨床に応用するのです。つまり，気分の落ち込みなり不安なりで向精神薬の適応があると思われる患者に対しては，最初の数週間は向精神薬を投与せずに様子をみて，自然に良くならない患者に対してのみ向精神薬を開始するというやり方です。これで抗うつ薬の効果を引き出しやすくできると思います。また，抗うつ薬を使うのは重症例に限るという考え方も重要です。とくにうつ病患者に使う場合は重症のうつ病にしか確実な効果を期待できないという点をわきまえておく必要があります。一方で，うつ病の場合は治療なしでの自然寛解率は80～90％です[2)]。これがプラセボ群と実薬群の差がなかなか出ない要因なのですが，実臨床に応用すると症例によっては抗うつ薬を使わないという選択肢も十分に合理的という判断につながります。

抗うつ薬を使うと決めたなら，予想される効果，副作用，投与期間，中止後症状について患者に伝えましょう。うつ病の場合なら薬を飲まなくても良くなるが飲めば早く良くなることが期待できる，ただし高齢者は副作用の危険が大きいうえに，いつまで飲むべきなのかはよくわからないし，やめようとすると不快な症状が出現するのでやめにくい薬である，などと要点を説明しましょう。服薬に同意が得られない場合は無理に勧めなくてよいです。抗うつ薬は効かないか，あまり効かないからです。

添付文書で定められている最低限の量で始めるのが基本です。また，それで効かなくとも安易に増量しないほうがよいです。抗うつ薬を投与されて改善しなかったうつ病患者を対象に抗うつ薬をそのまま続けた場合と増量した場合の改善率を比較した無作為化試験に関するメタ解析によると，全9試験（総被験者数1,273人）を解析した結果，継続群と増量群の改善率に差がないことが判明し，抗うつ薬が効かなかった場合に増量するのは無意味であることが示されています[25]。抗うつ薬の用量と治療効果の関係を調べた用量反応解析によると，うつ病を対象に抗うつ薬の有効性を検証したプラセボ対照無作為化二重盲検試験（全77試験，総被験者数19,364人）のデータを解析した結果，抗うつ薬の投与量が承認範囲の低いうちに抗うつ効果は最大化し，それ以上投与量を増やすと効果は増えないかむしろ減少し，その一方で副作用による試験からの脱落は投与量が増えれば増えるほど増加する傾向がみられました[26]。添付文書の用法・用量の範囲で抗うつ薬を使っていると「飲めば飲むほど悪くなる」わけです。また，うつ病を対象に抗うつ薬の有効性を検証したプラセボ対照無作為化二重盲検試験（全123試験，総被験者数29,420人）に関する系統的総説によると，試験中に最小投与量を投与された群（固定用量群）と担当精神科医の判断で投与量を増量された群（可変用量群）を比較すると，抗うつ効果に群間差はなく抗うつ薬増量の益はないことが判明しました[27]。精神科医による“投薬調整”なるものの真価を明らかにする頑健な根拠と言えそうです。高用量の抗うつ薬に益がないことを示すこれだけの科学的根拠があるので「抗うつ薬は十分量投与することが基本になる」などといった風説に惑わされてはいけないのは明らかです。ましてや高齢者は薬の影響が出やすいのですから，添付文書上の最低量が基本であるにとどまらず，体格によっては最低量未満の投与も検討する必要があると言うべきでしょう。高齢者のうつ病治療ガイドラインは適用量の半量程度の低用量を推奨しています[24]。

診療指針で単剤治療が推奨されている以上，それを若年者以上に徹底する必要があります。高齢者は薬物相互作用の悪影響を受けやすいからです。とくに，現に副作用らしき症状がみられる場合は，併用治療を高齢者に漫然と続ける愚を避けなくてはなりません。抗うつ薬にベンゾジアゼピン受容体作動薬を併用すると有効である場合もあるという一部研究はありますが，高齢者はベンゾジアゼピン受容体作動薬に弱いので高齢者の実臨床にあてはめるのは非常に危険です。併用治療が有効なのは精神病性うつ病だけで，それも抗うつ薬と抗精神病薬の併用です。

どの抗うつ薬を選ぶべきなのかは明らかな基準はありません。どの抗うつ薬も高齢者に使いにくいからです。とはいえ，厚生労働省の高齢者の医薬品適正使用の指針（2018年）[3]や日本老年医学会の「高齢者の安全な薬物療法ガイドライン2015」[19]は抗コリン作用を理由に三環系抗うつ薬とパロキセチンを避けるよう推奨しているので，これらの薬は第一選択薬としないほうがよいでしょう。SSRIは三環系抗うつ薬に比べれば抗コリン作用については安全ですが消化管出血の危険があり，高齢者に必ずしも安全とは言えません。やはり抗うつ薬は使わないか，使うにしても最小用量の単剤にとどめるのが基本でしょう。

高い自然寛解率と乏しい薬効，さらには高齢者の場合は認知症やせん妄との鑑別が難しいという事情を前提とすれば，抗うつ薬が効かなかった場合は抗うつ薬による治療をやめるという選択肢が一番安全ですが，うつ病の影響で栄養状態が悪化していたり自殺願望が強かったりする等の事情で自然寛解を待てない場合は抗うつ薬を増量するのではなく抗うつ薬の種類を変えるほうがよいです。抗うつ薬を変えることによって改善するうつ病患者がいるという根拠があるからです。その場合でも2種類以上を続けるのは避けてください。保険で認められているアリピプラゾールの追加も検討してよいかもしれませんが，アリピプラゾールは使い方がきわめて難しい抗精神病薬なので，抗精神病薬の使い方に習熟した医師以外にはあまりお勧めしません。また，年単位で抗うつ薬をあれこれ使っているのになかなかうつ病が良くならない場合は，抗うつ薬そのものがうつ病の自然寛解の足を引っ張っている可能性を考慮し，抗うつ薬による治療をやめるという選択肢を検討してください。なお，上述したとおり自殺念慮が切迫した場合や低栄養状態にある場合や副作用の影響で抗うつ薬が使えない場合は電気けいれん療法を検討するよう高齢者のうつ病治療ガイドラインは推奨しています[24]。

上述したとおりトラゾドンは抗うつ効果はあまり期待できませんが入眠効果は期待できるので，他の向精神薬と併用しないという前提であれば高齢者の不眠に対して少量投与をしてよいと思います。

スルピリドは抗精神病薬なのですが，日本ではうつ病にも保険適用を取得しています。しかしながら高齢者に使うと錐体外路症状が強く出る危険があるので，厚生労働省の高齢者の医薬品適正使用の指針（2018年）[3]や日本老年医学会の「高齢者の安全な薬物療法ガイドライン2015」[19]，日本うつ病学会のうつ病に関する診療指針[20]のいずれにおいてもスルピリドを高齢者に使わないよう推奨されています。高齢者にスルピリドはやめておきましょう。

以下は高齢者への抗うつ薬の選び方のまとめです。

原　則	・抗うつ薬単剤治療が基本 ・それ以外の向精神薬を使う併用治療は回避
選　択	・安全な抗うつ薬は存在しない ・最小用量をこころがける
特　記	・トラゾドンは睡眠薬代わりになる ・スルピリドは使うな

【文　献】

1）川上憲人：【うつ病のすべて】疫学　世界のうつ病，日本のうつ病　疫学研究の現在．医学のあゆみ 219（13）：925-929，2006．

2）Thase, M.E., Sullivan, L.R：Relapse and Recurrence of Depression. CNS Drugs 4：261-277, 1995.

3）厚生労働省：「高齢者の医薬品適正使用の指針（総論編）について」の通知発出について．（オンライン）2018年5月29日．https://www.mhlw.go.jp/stf/shingi2/0000208848.html（2020年5月1日閲覧）．

4）Anuja N Roy, Michael Smith：Prevalence and Cost of Insomnia in a State Medicaid Fee-For-Service Population Based on Diagnostic Codes and Prescription Utilization. Sleep Med 11（5）：462-469, 2010.

5）Karim Yahia Jaffer, Tiffany Chang, Brigitte Vanle, et al：Trazodone for Insomnia: A Systematic

Review. Innov Clin Neurosci 14（7-8）：24-34, 2017.
6）J K Sargeant, M L Bruce, L P Florio, et al：Factors Associated With 1-year Outcome of Major Depression in the Community. Arch Gen Psychiatry 47（6）：519-526, 1990.
7）Stefan Leucht, Hein Fennema, Rolf R Engel, et al：What Does the MADRS Mean? Equipercentile Linking With the CGI Using a Company Database of Mirtazapine Studies. J Affect Disord 210：287-293, 2017.
8）小田陽彦：科学的認知症診療 5 Lessons．シーニュ，東京，2018.
9）Erick H Turner, Annette M Matthews, Eftihia Linardatos, et al：Selective Publication of Antidepressant Trials and Its Influence on Apparent Efficacy. N Engl J Med 358（3）：252-260, 2008.
10）Joanna Kryst, Paweł Kawalec, Andrzej Pilc：Efficacy and Safety of Intranasal Esketamine for the Treatment of Major Depressive Disorder. Expert Opin Pharmacother 21（1）：9-20, 2020.
11）Erick H Turner：Esketamine for Treatment-Resistant Depression: Seven Concerns About Efficacy and FDA Approval. Lancet Psychiatry 6（12）：977-979, 2019.
12）Andrea Cipriani, Toshi A Furukawa, Georgia Salanti et al：Comparative Efficacy and Acceptability of 21 Antidepressant Drugs for the Acute Treatment of Adults With Major Depressive Disorder: A Systematic Review and Network Meta-Analysis. Lancet 391（10128）：1357-1366, 2018.
13）Irving Kirsch, Brett J Deacon, Tania B Huedo-Medina, et al：Initial Severity and Antidepressant Benefits: A Meta-Analysis of Data Submitted to the Food and Drug Administration. PLoS Med 5（2）：e45, 2008.
14）Jay C Fournier, Robert J DeRubeis, Steven D Hollon, et al：Antidepressant Drug Effects and Depression Severity: A Patient-Level Meta-Analysis. JAMA 303（1）：47-53, 2010.
15）Tetsuo Nakabayashi, Ayako Hara, Hirofumi Minami：Impact of Demographic Factors on the Antidepressant Effect: A Patient-Level Data Analysis From Depression Trials Submitted to the Pharmaceuticals and Medical Devices Agency in Japan. J Psychiatr Res 98：116-123, 2018.
16）George I Papakostas, Roy H Perlis, Margaret J Scalia, et al：A Meta-Analysis of Early Sustained Response Rates Between Antidepressants and Placebo for the Treatment of Major Depressive Disorder. J Clin Psychopharmacol 26（1）：56-60, 2006.
17）Armin Szegedi, Wim T Jansen, Arjen P P van Willigenburg, et al：Early Improvement in the First 2 Weeks as a Predictor of Treatment Outcome in Patients With Major Depressive Disorder: A Meta-Analysis Including 6562 Patients. J Clin Psychiatry 70（3）：344-353, 2009.
18）Jaap Wijkstra, Jeroen Lijmer, Huibert Burger, et al：Pharmacological Treatment for Psychotic Depression. Cochrane Database Syst Rev（7）：CD004044, 2015.
19）日本老年医学会：高齢者の安全な薬物療法ガイドライン 2015．メジカルビュー社，東京，2015.
20）日本うつ病学会：日本うつ病学会治療ガイドラインⅡ．うつ病（DSM-5）／大うつ病性障害 2016.（オンライン）2019 年 7 月 24 日．https://www.secretariat.ne.jp/jsmd/iinkai/katsudou/kibun.html
21）National Institute for Health and Care Excellence：Depression in adults: recognition and management.（オンライン）2009 年 10 月 28 日．https://www.nice.org.uk/guidance/cg90
22）E Corruble, J D Guelfi：Does increasing dose improve efficacy in patients with poor antidepressant response: a review. Acta Psychiatr Scand 101（5）：343-348, 2000.
23）John R Geddes, Stuart M Carney, Christina Davies, et al：Relapse Prevention With Antidepressant Drug Treatment in Depressive Disorders: A Systematic Review. Lancet 361（9358）：653-661, 2003.
24）日本うつ病学会：日本うつ病学会治療ガイドライン　高齢者のうつ病治療ガイドライン.（オンライン）2020 年 7 月 1 日．https://www.secretariat.ne.jp/jsmd/iinkai/katsudou/kibun.html
25）Lena Rink, Cora Braun, Tom Bschor, et al：Dose Increase Versus Unchanged Continuation of Antidepressants After Initial Antidepressant Treatment Failure in Patients With Major Depressive Disorder: A Systematic Review and Meta-Analysis of Randomized, Double-Blind Trials. J Clin Psychiatry 79（3）：17r11693, 2018.
26）Toshi A Furukawa, Andrea Cipriani, Philip J Cowen, et al：Optimal Dose of Selective Serotonin Reuptake Inhibitors, Venlafaxine, and Mirtazapine in Major Depression: A Systematic Review and Dose-Response Meta-Analysis. Lancet Psychiatry 6（7）：601-609, 2019.
27）T A Furukawa, G Salanti, P J Cowen, et al：No Benefit From Flexible Titration Above Minimum Licensed Dose in Prescribing Antidepressants for Major Depression: Systematic Review. Acta Psychiatr Scand 141（5）：401-409, 2020.

Ⅳ. 気分安定薬

Chapter 4

1 概　　略

躁病ないし躁うつ病の再発予防効果が期待される向精神薬のうち抗精神病薬でないものを総称して気分安定薬といいます。リチウム，バルプロ酸，カルバマゼピン，ラモトリギンの4剤を指すことが多いです。

2 開発の経緯と分類

躁病は気分が異常に良くなり病的に意欲が亢進する「躁状態」を経験する精神疾患です。躁状態は通常長続きせず，2〜3週間から数カ月で消失します。躁うつ病は躁状態を経験するときもあれば「うつ状態」を経験するときもある精神疾患です。うつ状態のときはうつ病と変わらないうつ症状があらわれます。躁病と躁うつ病を合わせて「双極性障害」といいます。双極性障害は人口のおよそ0.4〜0.7%が罹患し，躁病よりも躁うつ病のほうが割合としては多いです。躁状態やうつ状態からいったん回復した後でも再発する場合があります。躁状態のときは病的に意欲が亢進し，いろいろな考えが頭の中に浮かんできますので，唐突に職場をやめる，配偶者に離婚を申し出る，不特定多数と性的接触を持つ，巨額の土地や株の売買に手を出すなどといった問題行動を繰り返し，本人が巨大な社会的損失を被る危険があります。躁状態のときの本人は気分爽快なので治療を受けたいとはまったく思わないものですが，社会的損失を回避しなくてはならないので躁状態を鎮静する必要性は切実です。

19世紀ごろからリチウムが躁状態の治療に使われてきましたが，本格的に使われ始めたのは1949年にオーストラリアの精神科医が躁状態の患者に試してからとされています。リチウムは双極性障害の気分の浮き沈みを安定させ再発を予防する効果があることがわかっています。リチウムこそは最初の「気分安定薬」なのですが，リチウムが医薬品として発売され始めた当時は気分安定薬という用語は存在しませんでした。

バルプロ酸はもともと抗てんかん薬として1967年に上市された薬ですが，遡る1966年にはすでに躁状態への鎮静効果を示す報告がされており，その後も同様に有効であるとする報告が相次ぎました。1990年代にアメリカで二重盲検比較試験が実施されて躁状態への鎮静効果が確認され，1995 年に「気分安定薬」という新しい枠組みで“Depakote”という新薬としてアメリカで販売されるようになりました。当時，バルプロ酸が双極性障害の気分の浮き沈みを安定させ再発を予防するという根拠は存在しなかったので，躁状態を鎮静させる「鎮静薬」として販売されたほうが患者にはわかりやすかったと思われますが，「鎮静薬」では抗精神病薬などの他の鎮静作用のある薬と差別化しにくく医師への販促活動に支障が出るうえ，躁状態から回復し鎮静作用がいらなくなると投薬終了となり新薬の売り上げが伸びなくなる恐れがある（躁状態は通常長続きしません）ので「気分安定薬」（mood stabilizer）という精神薬理用語がそのときに創出されました。気分安定薬とはバルプロ酸の販促活動の一環でつくられた用語であり，気分の浮き沈みを安定させる効果が証明されている薬というわけではありません。誤解を避けるためか，2019 年 2 月時点のアメリカにおけるバルプロ酸の添付文書には躁状態にバルプロ酸を使う際，3 週間を超える投与の有効性と安全性は証明されていない旨とバルプロ酸の長期投与が双極性障害の再発を予防するデータはない旨が記載されています。気分安定薬の本質は向精神薬の売り上げを増やすための美辞麗句です。「気分安定薬」という語感に惑わされ，気分がイライラしている患者を安定させるためにバルプロ酸を使おうなどという発想だけはしないようご用心ください。てんかんで不機嫌になった人にバルプロ酸を使ったら機嫌が良くなることは有りえるかもしれませんが，それは抗てんかん薬としての本来の効果を発揮しているのであって，気分安定薬として作用しているわけではありません。

カルバマゼピンはもともと抗てんかん薬として 1963 年に上市された薬ですが，少し後の 1970 年にはすでに抗躁作用が報告されており，その後も同様に有効であるとする報告が相次ぎ，1990 年に躁状態，統合失調症の興奮状態に対する保険適用を日本で取得しました。2018 年に日本神経精神薬理学会が発出した統合失調症薬物治療ガイドではカルバマゼピンを含め気分安定薬を統合失調症に投与しないことが推奨されていますが[1]，2020 年に日本うつ病学会が発出した双極性障害の診療指針では躁状態のときに推奨されうる薬の一つとしてあげられています[2]。なお，カルバマゼピンが気分の浮き沈みを安定させて双極性障害の再発率を減らすという確実な根拠はありません。カルバマゼピンは気分の浮き沈みを安定させない「気分安定薬」です。

ラモトリギンはもともと成人部分てんかん患者に対する併用治療薬として1990年に上市された薬ですが，開発過程で一部の被験者で気分障害を改善することが認められたことから，双極性障害に対する臨床試験が実施され，2002年以降に気分安定薬として上市されています。日本においてラモトリギンは急性の躁状態やうつ状態への保険適用は取得していませんが，双極性障害の気分エピソードの再発・再燃抑制への保険適用を取得しています。

気分安定薬開発の経緯をまとめます。

基本
・躁病と躁うつ病を合わせて双極性障害
・気分安定薬は双極性障害の治療薬

真実
・バルプロ酸の販促目的につくられた用語
・気分のイライラを安定させる薬に非ず

3 気分安定薬の成績

向精神薬の双極性障害再発予防効果を検証した無作為化試験に関する系統的総説によると，33試験（総被験者数6,846人）を解析した結果，プラセボに比べるとリチウムは再発率を0.62倍（95％信頼区間0.53〜0.72）に減少させたのに対しラモトリギンは0.76倍（95％信頼区間0.62〜0.94），バルプロ酸は0.63倍（95％信頼区間0.47〜0.83）に減少させた一方，カルバマゼピンは0.68倍（95％信頼区間0.44〜1.06）でプラセボと有意差がなく，カルバマゼピンの再発予防効果はないことが示されました[3)]。双極性障害の躁状態の患者を対象に向精神薬の鎮静効果を検証したプラセボ対照無作為化試験に関するメタ解析によると，38試験（総被験者数10,800人）を解析した結果，気分安定薬のうちカルバマゼピン，リチウム，バルプロ酸はプラセボへの優越性を示しましたが，ラモトリギンはプラセボと有意差がありませんでした[4)]。双極性障害のうつ状態の患者を対象に向精神薬の抗うつ効果を検証した無作為化二重盲検試験に関する系統的総説によると，50 試験（総被験者数 11,448 人）を解析した結果，気分安定薬のうちラモトリギンはプラセボへの優越性を示しましたが，リチウムとカルバマゼピンはプラセボと有意差がなく，バルプロ酸に関しては試験そのものが検索できませんでした[5)]。まとめると**表 4-1** のようになります。

表 4-1　メタ解析等で示された双極性障害に対する気分安定薬の臨床試験結果

	リチウム	バルプロ酸	カルバマゼピン	ラモトリギン
再発予防効果	○	○	×	○
躁状態への効果	○	○	○	×
うつ状態への効果	×	根拠なし	×	○

○はプラセボより優れている根拠あり
×はプラセボより優れていない根拠あり

4 副作用

リチウムの主な副作用は振戦，口渇，下痢です。重大な副作用としてリチウム中毒があります。リチウムは有効濃度と中毒濃度が近いので，定期的な血中リチウム濃度測定が必要です。リチウム中毒が進行すると急性腎障害により電解質異常が起こり，全身けいれん，ミオクローヌス等がみられることがあります。その他の副作用として，多尿，甲状腺機能低下，記憶障害，腎機能障害があります。NSAIDs を併用するとリチウム血中濃度が増加することがあるので要注意です。リチウムは安全性に懸念があるので高齢者に使いにくい薬の一つと言えます。

バルプロ酸は傾眠，ふらつき，嘔気，食欲不振，高アンモニア血症などの副作用があります。カルバマゼピンは眠気，めまい，ふらつき，倦怠感，運動失調，脱力感，発疹などの副作用があります。両者ともにリチウムに比べると有効濃度と中毒濃度が離れているので，その点はやや安全です。しかし，中毒が疑われた際は血中濃度測定をしておいたほうがよいでしょう。

ラモトリギンは中毒性表皮壊死融解症，皮膚粘膜眼症候群，薬剤性過敏症症候群などの全身症状を伴う重篤な皮膚障害があらわれることがあり死亡例も報告されています。本人または家族に服薬後に発疹等があらわれた場合にはただちに受診するよう指導しましょう。添付文書に書かれた用法・用量を厳守し，早めの増量等は絶対に避けましょう。併用薬剤によって用法・用量が異なりますので最新の添付文書を確認してください。ただ，高齢者は生理機能が低下していることが多いので，添付文書よりも少なめの投与が必要かもしれません。その他の副作用として傾眠，めまい，嘔気，嘔吐，下痢，肝機能検査異常などがあります。

5 診療指針

日本うつ病学会が公開している双極性障害に関する診療指針[2)]では，躁状態のときの第一選択薬はリチウムで，リチウムが無効なときの第二選択薬としてバルプロ酸をあげています。しかしながら気分安定薬は鎮静作用を発揮して躁状態を抑えこむのに1週間以上の時間がかかるという欠点があります。よって，鎮静作用が強く即効性が期待できる第二世代抗精神病薬を最初から併用することが多いと診療指針に書かれています。向精神薬処方の基本は単剤治療ですが，双極性障害の躁状態は数少ない例外の一つです。併用治療で3～4週間経過をみて状態が比較的安定してから，第二世代抗精神病薬の漸減・中止を行い，その後は気分安定薬単独で維持していくという方法が一般的であると診療指針では述べられています。

双極性障害のうつ状態については，リチウム，ラモトリギン，クエチアピン，オランザピン，ルラシドンのいずれかによる単剤治療が推奨されています。なぜここで気分安定薬のリチウム，ラモトリギンだけではなく第二世代抗精神病薬であるクエチアピン，オランザピン，ルラシドンもあげられているかですが，第Ⅱ章で述べたとおり一部の第二世代抗精神病薬には双極性障害のうつ状態への改善効果があることがわかっているからです。

なお，2020年6月11日にルラシドンが国内で発売され双極性障害のうつ状態に対してルラシドンの保険適用が認可されたのを受け，2020年6月16日に診療指針が改訂され，ルラシドンが取り上げられることになりました。薬の発売にあわせて直後に診療指針が改訂されるというのは精神科領域ではかなり異例のことです。たとえば日本神経精神薬理学会で新しい抗精神病薬が発売されるのにあわせて統合失調症薬物治療ガイドを改訂するなどという話は聞いたことがありません。日本うつ病学会は製薬会社に非常に友好的な学会と言えます。PMDA が公開しているルラシドンの審査報告書によると，双極性障害のうつ状態の患者 525 人を対象にルラシドンの有効性を検証したプラセボ対照試験（BP-P3-J001 試験）において，ルラシドン 80～120 mg/ 日群とプラセボ群との比較では統計学的な有意差は認められませんでした。しかし診療指針においては BP-P3-J001 試験の結果が取り上げられることはなく，ルラシドン 80～120 mg/ 日群とプラセボ群との間に統計的有意差が出た別の臨床試験の結果だけが以下のように取り上げられています。

“20～60 mg/ 日と 80～120 mg/ 日のルラシドン（双極性障害に対してわが国で認可された用量は 20～60 mg/ 日）は，いずれもプラセボと比較して，双極Ⅰ型障害の抑うつエピソードの急性期の治療薬として有効であったという，プラセボ対照 RCT による報告（n＝505）がある。（Loebel, et al, 2014 a）”

双極性障害のうつ状態にリチウムを使う際は「最近の大規模プラセボ対照 RCT の結果によれば，600～1,800 mg/ 日のリチウムは，プラセボと効果の面で有意差を認めなかったという報告もある」と診療指針は留保をつけており，リチウムがうつ状態への保険適用がないことにもふれています。その他の推奨されうる治療としてリチウムとラモトリギンの併用や電気けいれん療法があげられています。抗うつ薬については躁転化の恐れがあることから，推奨されない治療として三環系抗うつ薬の使用，抗うつ薬による単独治療があげられています。

双極性障害の維持期については，リチウムが最も確実な再発予防効果を期待できること，それに加えてリチウムには自殺予防効果があることから，第一選択薬としてリチウムがあげられています。双極性障害の患者を対象にリチウムの治療効果をプラセボと長期間比較した無作為化試験に関するメタ解析によると，48 試験（総被験者数 6,674 人）を解析した結果，リチウムはプラセボと比べて自殺の数を 0.13 倍（95% 信頼区間 0.03～0.66）に減らすことが示されました[6)]。リチウム以外に自殺率を下げる向精神薬はほとんど報告されていないこと，双極性障害の自殺率は一般人口の12倍に及ぶと報告されていることから[7]，双極性障害に人がリチウムを飲み続ける益は大きいと言えます。リチウムの次に推奨される治療としてラモトリギン，オランザピン，クエチアピン，アリピプラゾール，パリペリドン，バルプロ酸などがあげられています。なお，アリピプラゾールの持続性注射剤（一度注射するだけで2〜4週間効果が持続する薬剤）は双極性障害の再発・再燃抑制に関する保険適用を取得しています。

以下は双極性障害に関する診療指針のまとめです。

躁
・気分安定薬と第二世代抗精神病薬の併用治療
・良くなったら第二世代抗精神病薬だけやめる

うつ
・気分安定薬か第二世代抗精神病薬の単剤治療
・抗うつ薬単独治療は推奨せず

維持期
・第一選択はリチウム
・リチウムは自殺予防効果がある

6 高齢者への気分安定薬の使い方

高齢者を対象にした精神科薬物治療の基本は「向精神薬一種類だけで治療すること」ですが，双極性障害の躁状態が激しいときは気分安定薬と第二世代抗精神病薬の併用治療もやむをえないです。加齢によって躁状態時の興奮や易怒性が和らぎやすくなるという根拠はなく，精神科入院を要する程の激しい躁状態の患者が気分安定薬の単剤治療だけで改善したという症例を私は経験したことがありません。どの気分安定薬と第二世代抗精神病薬を使えばよいかですが，その患者の病歴を調査し過去に効いた実績のある薬を選びましょう。調査しても詳しい病歴がわからない，あるいは未治療などの理由で病歴そのものがない場合は，診療指針の推奨を参照しながら薬を決めることになります。

日本うつ病学会の双極性障害の診療指針ではリチウムと第二世代抗精神病薬（オランザピン，アリピプラゾール，クエチアピン，リスペリドンのいずれか）の二剤併用が最も推奨されています。リチウムは躁状態が落ち着いた後の維持期においても最も確実な再発予防効果が期待できるのでそこは長所なのですが，少し飲みすぎるだけですぐに薬物血中濃度が中毒域に達してしまうので，服薬管理が不確実な高齢者に使うのは危険という短所もあります。リチウムにより可逆性の認知症様症状があらわれることがあるのも難点です。リチウムを使ったが効かなかった，あるいは安全性の懸念からリチウムが使いにくかったという場合は第二選択薬として診療指針にあげられている気分安定薬であるバルプロ酸を使いましょう。バルプロ酸はその長期投与が双極性障害の再発を予防するデータはない旨がアメリカの添付文書に記載されており，リチウムに比べると再発予防効果が不確実という短所があるのですが，リチウムが使えない場合は是非もないです。以上のように，躁状態のときに使う気分安定薬は可能であればリチウム，リチウムがダメならバルプロ酸のいずれかにするのがよいと思います。

気分安定薬と併用する第二世代抗精神病薬ですが，診療指針であげられている薬のうちオランザピン以外の三剤のなかから選びましょう。オランザピンは抗コリン作用があるので高齢者への投与の中止・減量を考慮することが望ましい旨が厚生労働省の「高齢者の医薬品適正使用の指針（総論編）」[8]に書かれているので，やめておいたほうが安全です。クエチアピンは糖尿病に禁忌という日本独自の規制があるので注意しましょう。なお，躁状態がいったん収まった後は，診療指針どおりに第二世代抗精神病薬を漸減中止して気分安定薬の単剤治療にもっていくのがよいです。

双極性障害のうつ状態のときは気分安定薬か第二世代抗精神病薬のいずれかの単剤治療を検討することになります。診療指針であげられているのは気分安定薬のリチウム，ラモトリギンおよび第二世代抗精神病薬のクエチアピン，オランザピン，ルラシドンです。このうちオランザピンについては上述の抗コリン作用の懸念から高齢者に用いないほうがよいですし，クエチアピンは糖尿病に禁忌です。系統的総説によるとリチウムは有効性がプラセボを上回りませんが，ラモトリギン，クエチアピン，オランザピン，ルラシドンはいずれも有効性がプラセボを上回っており効果に大差はないことから，主に副作用の観点から薬を選びましょう。なお，世界で発売開始された時期を比較しますとラモトリギンが1990年，クエチアピンが1997年，オランザピンが1996年といずれも20世紀なのに対しルラシドンのみが2010年と21世紀となっており，ルラシドンの使用経験の蓄積は他の薬と比べて圧倒的に少ないです。よって，ルラシドンに未知の副作用や相互作用が出現する危険が他の薬のそれを上回るのは明らかです。そうすると，ルラシドンの効果は他の薬と大差ないことから，双極性障害のうつ状態に対してルラシドンを第一選択薬としてはいけないということになります。日本うつ病学会の双極性障害の診療指針ではルラシドンについていろいろ書かれていますが，たとえば80～120mg/日が効かなかったBP-P3-J001試験については記載していないのに80～120mg/日が効いたという別の試験については記載している等，過去の研究を網羅的に紹介しているとは言い難い部分があります。ルラシドンの有用性を強調するのに都合の良い研究だけを選んでいる恐れがあることから，診療指針のうちルラシドンについて書かれている部分だけは無視して結構です。また，抗うつ薬の単独治療は躁状態に導いてしまい事態をかえって悪化させる恐れがあるのでやめましょう。同じうつ状態でも，うつ病のうつ状態と双極性障害のうつ状態は使う薬が違うのです。薬の使い方のコツは，症状ではなく診断に応じて使うことです。

双極性障害の維持期については，躁状態ないしうつ状態のときに使っていた気分安定薬をそのまま継続するのが基本です。診療指針では維持期においてはリチウムが第一選択薬となっています。そうすると躁状態ないしうつ状態のときからリチウムを使っていたほうがよさそうですが，上述のとおり薬管理が不確実な高齢者に使うのは危険である，可逆性の認知症様症状があらわれることがある等の高齢者にとって使いにくい面もあるので高齢者に使う際の判断は難しいです。事例ごとに考えていくしかないと思います。

7 その他の病態

認知症の易怒性や興奮を鎮静させるためにバルプロ酸やカルバマゼピンといった気分安定薬を試した研究がいくつかあります。このうちバルプロ酸については，認知症の焦燥に対する有効性を検証したプラセボ対照無作為化試験に関するメタ解析において，5試験（総被験者数430人）を解析した結果，バルプロ酸を投与しても焦燥は改善せずその割に副作用ばかり出ることがわかっています[9]。33,604人の65歳以上の認知症患者の追跡研究においては，バルプロ酸は抗精神病薬と同程度に死亡率を上昇させました[10]。日本神経学会の認知症疾患診療ガイドライン（2017）においては認知症の焦燥にバルプロ酸を推奨しない旨が述べられています[11]。よって，バルプロ酸をBPSD治療目的で使うのはやめましょう。カルバマゼピンについてはBPSDへの有効性を検証した臨床試験が1試験しかないことが系統的総説で判明しており[12]，やはりBPSDに使うべきとは言えません。

【文　献】

1）日本神経精神薬理学会：統合失調症薬物治療ガイド－患者さん・ご家族・支援者のために－.（オンライン）2018年2月27日.（引用日：2020年5月1日）https://www.jsnp-org.jp/csrinfo/03.html
2）日本うつ病学会：日本うつ病学会治療ガイドラインⅠ．双極性障害 2020.（オンライン）2020年6月16日. https://www.secretariat.ne.jp/jsmd/iinkai/katsudou/kibun.html
3）Tomofumi Miura, Hisashi Noma, Toshi A Furukawa, et al：Comparative Efficacy and Tolerability of Pharmacological Treatments in the Maintenance Treatment of Bipolar Disorder: A Systematic Review and Network Meta-Analysis. Lancet Psychiatry 1（5）：351-359, 2014.
4）Ayşegül Yildiz, Eduard Vieta, Stefan Leucht, et al：Efficacy of Antimanic Treatments: Meta-Analysis of Randomized, Controlled Trials. Neuropsychopharmacology 36（2）：375-389, 2011.
5）Anees Bahji, Dylan Ermacora, Callum Stephenson, et al：Comparative Efficacy and Tolerability of Pharmacological Treatments for the Treatment of Acute Bipolar Depression: A Systematic Review and Network Meta-Analysis. J Affect Disord 269：154-184, 2020.
6）Andrea Cipriani, Keith Hawton, Sarah Stockton, et al：Lithium in the Prevention of Suicide in Mood Disorders: Updated Systematic Review and Meta-Analysis. BMJ 346：f3646, 2013.
7）E C Harris, B Barraclough：Excess Mortality of Mental Disorder. Br J Psychiatry 173：11-53, 1998.
8）厚生労働省：「高齢者の医薬品適正使用の指針（総論編）について」の通知発出について.（オンライン）2018年5月29日．https://www.mhlw.go.jp/stf/shingi2/0000208848.html（2020年5月1日閲覧）.
9）Sarah F Baillon, Usha Narayana, Jay S Luxenberg, et al：Valproate Preparations for Agitation in Dementia. Cochrane Database Syst Rev 10（10）：CD003945, 2018.
10）Helen C Kales, Hyungjin Myra Kim, Kara Zivin, et al：Risk of Mortality Among Individual Antipsychotics in Patients With Dementia. Am J Psychiatry 169（1）：71-79, 2012.
11）日本神経学会：認知症疾患診療ガイドライン2017．医学書院，東京，2017.
12）Dallas P Seitz, Sudeep S Gill, Nathan Herrmann, et al：Pharmacological Treatments for Neuropsychiatric Symptoms of Dementia in Long-Term Care: A Systematic Review. Int Psychogeriatr 25（2）：185-203, 2013.

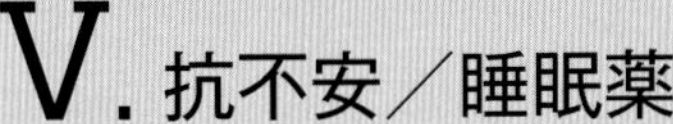

V. 抗不安／睡眠薬

Chapter 5

1 概　　略

ベンゾジアゼピン受容体作動薬は不安を和らげたり眠気を催したりする作用があるので抗不安薬や睡眠薬として用いられることがあります。しかし高齢者にさまざまな悪影響を及ぼすので，周術期，緩和ケア，けいれん時，アルコール離脱症状，ベンゾジアゼピン受容体作動薬の離脱症状などのいくつかの例外を除けば高齢者に使わないのが基本です。

メラトニン受容体作動薬，オレキシン受容体拮抗薬が睡眠薬として用いられることがあります。しかしこれらの睡眠薬にも飲んでも寝つきが142秒しか良くならない，飲めば飲むほど死にたくなる等さまざまな問題があるので一時的な使用はともかく長期間の連用はまったくお勧めできません。

2 開発の経緯と分類

1957年，最初のベンゾジアゼピン受容体作動薬であるクロルジアゼポキシドが安全な抗不安薬として上市されました。当時，抗不安薬ないし睡眠薬として広く使われていたバルビツール酸製剤は，依存や耐性や禁断症状が生じやすい，過量服薬で呼吸麻痺が起こり死亡につながりやすい等の欠陥があったのですが，クロルジアゼポキシドはベンゾジアゼピン受容体に作動することによって安全に効果を発揮するのでそういった問題は起こりにくいとされました。1963年，同じくベンゾジアゼピン受容体作動薬であるジアゼパムが上市されると瞬く間に世界的に汎用されるようになりました。クロルジアゼポキシドとジアゼパムが安全性で従来薬より優れる画期的新薬だったからだと思われます。これを受け，クロルジアゼポキシドやジアゼパムと同一の薬理作用を持つが化学構造が微妙に異なるベンゾジアゼピン受容体作動薬が次から次へと無数に上市されました。ジアゼパム等さまざまなベンゾジアゼピン受容体作動薬が「不安」に対する保険適用を取得し，これらは「ベンゾジアゼピン系抗不安薬」と呼ばれます。また，「不眠症」に対する保険適用を取得し睡眠薬として扱われるベンゾジアゼピン受容体作動薬もあり，これらは「ベンゾジアゼピン系睡眠薬」と呼ばれます。その後，薬剤構造中にベンゾジアゼピン骨格を含まない「非ベンゾジアゼピン系睡眠薬」が上市されました。その他，主に抗てんかん薬として用いられたり周術期麻酔や集中治療室での鎮静等のために注射薬として用いられたりするベンゾジアゼピン受容体作動薬もあります。**表5-1**はベンゾジアゼピン受容体作動薬の分類のまとめです。

表5-1　ベンゾジアゼピン受容体作動薬の分類

ベンゾジアゼピン受容体作動薬	ベンゾジアゼピン系抗不安薬	主に不安に対して用いられる
	ベンゾジアゼピン系睡眠薬	主に不眠に対して用いられる
	非ベンゾジアゼピン系睡眠薬	主に不眠に対して用いられる
	その他	てんかん治療に用いられるものや周術期麻酔に用いられるものがある

非ベンゾジアゼピン系睡眠薬のうち日本で承認されているのはゾルピデム，ゾピクロン，エスゾピクロンの3剤です。いかにもベンゾジアゼピン系睡眠薬とは別物のような印象を与える名称ですが，非ベンゾジアゼピン系睡眠薬はベンゾジアゼピン受容体に作動することによって眠気を催すベンゾジアゼピン受容体作動薬であり，ベンゾジアゼピン系睡眠薬と薬理作用に大きな違いはありません。「非ベンゾジアゼピン系睡眠薬」は新薬の販売を円滑にするためにつくられた用語です。なお，エスゾピクロンはゾピクロンとほとんど差がないので，ゾピクロンがすでに承認されていた欧州では承認されませんでした。一方，アメリカではゾピクロンが承認されていなかったのでエスゾピクロンが承認されました。日本のPMDAはゾピクロンがすでに承認されていたのにエスゾピクロンも承認しました。PMDAはゾピクロンとエスゾピクロンの両方を承認した珍しい規制当局です。

ベンゾジアゼピン系睡眠薬および非ベンゾジアゼピン系睡眠薬は半減期に応じて超短時間作用型，短時間作用型，中間作用型，長時間作用型と分類されることが多いです。なお，高齢者では代謝低下による薬物血中濃度の増加や排泄低下による半減期延長があるので，高齢者にとって長時間作用型睡眠薬が理論的に最も危険ですが，超短時間作用型睡眠薬，短時間作用型睡眠薬，中間作用型睡眠薬であってもまったく安心はできません。**表5-2**に日本で承認されて

表 5-2　日本で承認されているベンゾジアゼピン系睡眠薬と非ベンゾジアゼピン系睡眠薬

分　類	薬品名	半減期（時間）
超短時間作用型	ゾルピデム	2
	トリアゾラム	2-4
	ゾピクロン	4
	エスゾピクロン	5-6
短時間作用型	エチゾラム	6
	ブロチゾラム	7
	リルマザホン	10
	ロルメタゼパム	10
中間作用型	ニメタゼパム	21
	フルニトラゼパム	24
	エスタゾラム	24
	ニトラゼパム	28
	クアゼパム	36
長時間作用型	フルラゼパム	65
	ハロキサゾラム	85

（文献 1，p182 より）

いるベンゾジアゼピン受容体作動薬と非ベンゾジアゼピン系睡眠薬の分類，薬品名，半減期を示します。

日本睡眠学会の睡眠薬の適正使用・休薬ガイドライン（2014）では寝つきの悪い入眠困難型の不眠症には超短時間ないし短時間作用型，夜中に目が覚めて二度寝がしにくい中途覚醒型の不眠症には中間作用型，朝早く目が覚める早朝覚醒型の不眠症には長時間作用型と不眠症の型に応じて睡眠薬を使い分けるよう推奨されています[1)]。しかしその根拠は単独著者による非系統的総説内で一般論として睡眠薬の使い分けが推奨されていたからというに過ぎず[2)]，臨床試験による裏づけが何一つないのでこの推奨は信用できません。そもそも患者の訴えだけで不眠症の型を区別することは困難です。午前 11 時までたっぷり眠った人がその日の午後 9 時に布団に入ってすぐに眠れないのを「入眠困難」とは言いません。午後7時に入眠して午前3時に覚醒し夜明けまで一睡もできないのを「早朝覚醒」とは言いません。いずれも朝寝坊し過ぎ，早寝し過ぎといった睡眠相のズレの問題であり，睡眠薬が必要かどうかさえ怪しいです。本当に不眠症の型を区別するのであれば患者に睡眠日誌をつけさせたり終夜睡眠ポリグラフ検査を受けさせたりする必要があります。患者の訴えに基づいて睡眠薬を使い分けよと推奨するのは，「ドキドキする」「脈がとぶ」などの訴えに基づいて心電図なしで循環器病の薬を使えと推奨するようなものなので，この推奨に追随するのは危険です。

1960年代初頭からベンゾジアゼピン受容体作動薬に依存性があるとする報告がされていましたが，いずれも大量を長期服用した後の離脱症状についての報告だったので，用法用量を遵守していれば依存は大きな問題にならないと当時は考えられていました。しかし世界各国で広く使われているうちに1980年代より標準的な用法用量でもベンゾジアゼピン受容体作動薬は依存を生じさせることが明らかとなりました。すなわち，標準用量であっても2週間〜4カ月の使用で依存が形成されると理解されるようになったのです[3)]。これを前提に海外では**表5-3**のように長くとも3カ月までの投与にするよう規制されています。

表5-3　海外におけるベンゾジアゼピン受容体作動薬処方期間の推奨・制限

イギリス医薬品・医療製品規制庁（MHRA）	軽度の不安への処方は短期間でも不可（1988年）
	重度の不安への処方は2〜4週間まで（1988年）
	不眠への処方は重度で機能障害を起こし極度の苦悩を起こすときのみ可（1988年）
	漸減期間も含め処方は4週間まで（2011年）
フランス国立医薬品・医療製品安全庁（ANSM）	不安への処方は12週間まで（2012年）
	不眠への処方は4週間まで（2012年）
カナダ保健省	不安への処方は1〜2週間まで（1982年）
デンマーク国家保健委員会	不安への処方は4週間まで（2007年）
	不眠への処方は1〜2週間まで（2007年）

（文献3より改変）

日本においても2017年にベンゾジアゼピン受容体作動薬の添付文書が改訂され「連用により薬物依存を生じることがあるので，漫然とした継続投与による長期使用を避けること。本剤の投与を継続する場合には，治療上の必要性を十分に検討すること」という文言が重要な基本的注意の欄に加えられるようになり，ベンゾジアゼピン受容体作動薬は薬物依存を起こすことが明記されるようになりました。また，ベンゾジアゼピン受容体作動薬の長期・多剤処方が中央社会保険医療協議会（以下，中医協）で問題視され，2014年，2016年，2018年度改定で長期・多剤処方をした場合の診療報酬を減額する形で規制強化がなされました。それでも2019年の中医協総会で委員から「諸外国などは，継続の処方日数を制限している国もある中で，日本は診療報酬点数の減算による対応しかしておらず，諸外国に比べると少し制限が甘いと言わざるを得ません。長期・多剤処方等について，もう少し厳格な対応をしていく必要があるのではないかと思います」という指摘がなされていることから[4]，日本でもいずれ海外並に処方期間が規制される可能性があります。

ベンゾジアゼピン受容体作動薬の危険が明らかになったのを受け，危険を回避するためにベンゾジアゼピン受容体に関係なく効果を発揮する睡眠薬が開発されました。メラトニン受容体に作動して眠気を催す「メラトニン受容体作動薬」と，オレキシン受容体に拮抗して人工的にナルコレプシー状態を作って眠らせる「オレキシン受容体拮抗薬」です。

メラトニン受容体作動薬に分類されるラメルテオンは2010年に日本で上市されました。ラメルテオンはベンゾジアゼピン系睡眠薬のように依存を起こすことはなく，乱用の危険性はベンゾジアゼピン系睡眠薬より有意に低くプラセボと同等であることがプラセボ対照無作為化二重盲検試験で証明されています[5]。ただし肝心の有効性については必ずしも確実とは言えず，2008年にラメルテオンの有効性が十分に示されていないという理由で欧州から不承認の通知が発出され，製薬会社は欧州での申請取り下げを余儀なくされています。

オレキシン受容体拮抗薬に分類されるのはスボレキサントとレンボレキサントです。スボレキサントは2014年，レンボレキサントは2020年にそれぞれ日本で海外とほぼ同時に上市されました。プラセボ対照無作為化二重盲検試験の結果，スボレキサントの乱用の危険性はプラセボを上回りベンゾジアゼピン受容体作動薬と同等と示唆されています[6]。また，レンボレキサントのインタビューフォームによると，レンボレキサントの乱用の危険性はスボレキサントと同等でプラセボを上回ることがプラセボ対照試験で示唆されているようです。

以下に抗不安／睡眠薬開発の経緯をまとめます。

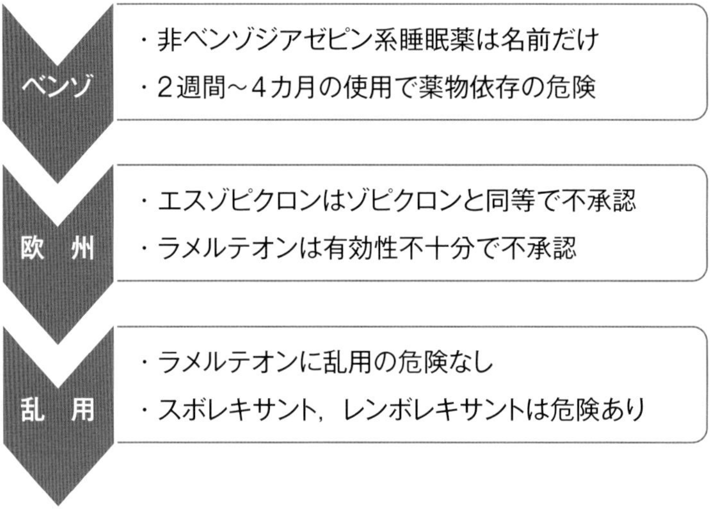

ベンゾ	・非ベンゾジアゼピン系睡眠薬は名前だけ ・2週間～4カ月の使用で薬物依存の危険
欧　州	・エスゾピクロンはゾピクロンと同等で不承認 ・ラメルテオンは有効性不十分で不承認
乱　用	・ラメルテオンに乱用の危険なし ・スボレキサント，レンボレキサントは危険あり

3 抗不安／睡眠薬の成績

1）ベンゾジアゼピン系抗不安薬

向精神薬の全般性不安障害に対する有効性を検証した無作為化試験に関する系統的総説によると，89 試験（総被験者数 25,441 人，試験期間の中央値は 8 週間）のネットワークメタ解析においては，ベンゾジアゼピン系抗不安薬に割り付けられた群はプラセボ群に比べてハミルトン不安評価尺度（Hamilton Anxiety Scale：HAM-A）の点数を 2.29 点（95％信頼区間 1.39～3.19）改善させ他の SSRI や SNRI と比べてそん色のない有効性を示すものの試験から脱落する割合が 1.43 倍（95％信頼区間 1.12～1.86）高い傾向がみられました[7)]。HAM-A は不安の重症度を評価する尺度で，点数の幅は 0 点から 56 点で点数が高いほど重症であることを意味します。ベンゾジアゼピン系抗不安薬で改善する2.29点に臨床的意味があるかどうかは不明です。脱落率が高いということは，それだけ副作用が多いことを示唆しています。

全般性不安障害を対象にベンゾジアゼピン系抗不安薬がプラセボと比べてHAM-A点数をどれだけ改善させるかを検証した無作為化試験に関する系統的総説によると，58試験（総被験者数5,400人）を解析した結果，実薬群の試験開始時のHAM-A点数が高い試験，プラセボ群の試験開始時のHAM-A点数が高い試験，試験期間が短い試験において実薬群がプラセボ群を上回る傾向がありました。一方，ベンゾジアゼピン系抗不安薬の種類，用量（ジアゼパム換算），固定用量か可変用量かの違い，被験者の人数，試験が実施された年といった因子はHAM-A点数の群間差とほとんど相関はありませんでした[8)]。よって，不安障害にベンゾジアゼピン系抗不安薬を使うにしても重症例に絞るべきで，使用期間もたとえば4週間以内というように短期間に限定したほうがよいということになると思います。ベンゾジアゼピン系抗不安薬の種類で結果が変わらなかったことから，薬の使い分けが重要でないのは明らかです。また，用量によって結果が変わらなかったことから，薬の量を増やしても良いことはなさそうです。試験期間中に薬の量が変わらない固定用量であっても精神科医の判断で薬の量を調整できる可変用量であっても結果が変わらなかったことから，精神科医による“投薬調整”なるものの真価を明らかにする頑健な根拠とも言えそうです。

2）ベンゾジアゼピン系睡眠薬と非ベンゾジアゼピン系睡眠薬

ベンゾジアゼピン系睡眠薬と非ベンゾジアゼピン系睡眠薬の有効性を比較した無作為化試験の系統的総説によると，24試験（総被験者数3,909人）を解析した結果，非ベンゾジアゼピン系睡眠薬はベンゾジアゼピン系睡眠薬と比べると有効性と安全性に有意差はなく，反跳性不眠（睡眠薬をやめた後に飲み始める前よりも不眠がかえって悪化する現象）は非ベンゾジアゼピン系睡眠薬のほうが起こしやすいことがわかりました[9)]。非ベンゾジアゼピン系睡眠薬は薬価が高いだけで何一つ良いことはないということになります。

60歳以上の不眠症患者を対象にベンゾジアゼピン系睡眠薬と非ベンゾジアゼピン系睡眠薬の有効性を検証した無作為化試験に関するメタ解析によると，24試験（総被験者数2,417人）を解析した結果，治療必要患者数（number needed to treat：NNT）は13だったのに対し有害事象が発生する患者数（number needed to harm：NNH）は6で，主な有害事象は頭痛，悪夢，吐き気，認知機能低下，翌日の日中の倦怠感でした[10)]。13人に1人しか効かない割に6人に1人に副作用が出るということなので，高齢者に睡眠薬としてのベンゾジアゼピン系睡眠薬や非ベンゾジアゼピン系睡眠薬を使うと害が益を上回るということになります。

3）メラトニン受容体作動薬

日本の慢性不眠症患者を対象にラメルテオン8mg/日またはプラセボを2週間投与し寝つくのにかかる時間（自覚的睡眠潜時）を比べた無作為化二重盲検比較試験であるCCT003試験においては，主要評価項目である投与1週目の自覚的睡眠潜時で統計的有意な群間差（4.54分，p=0.0010）がみられました。

	プラセボ群	8mg/日群	群間差（95%信頼区間）
治療前	77.42±30.22 (n=482)	77.13±30.81 (n=489)	
投与1週目	65.77±30.36 (n=481)	61.07±30.65 (n=489)	−4.54 (−7.23, −1.85)
投与2週目	59.62±29.13 (n=478)	56.95±31.37 (n=478)	−2.36 (−5.25, 0.53)

ラメルテオン国内治験（CCT003試験）自覚的睡眠潜時の推移（平均±標準偏差）

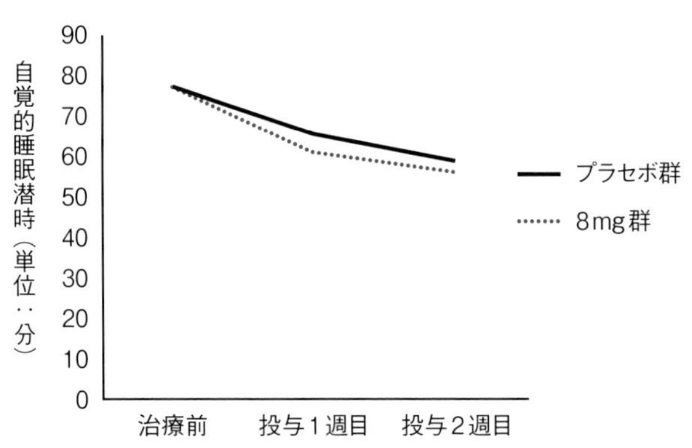

図5-1　ラメルテオン国内治験（CCT003）
（ラメルテオン審査報告書をもとに作成）

この結果，ラメルテオンは日本で承認されたのですが，副次評価項目である投与2週目の群間差は2.36分（142秒）に過ぎず統計的有意差は消失し（p=0.1093），ラメルテオンの有効性が不確実であることも同時に示されました。**図5-1**は試験成績のまとめです。

CCT003試験における副作用発現率は**図5-2**のとおりです。

主な副作用は傾眠，頭痛，血中尿酸増加，浮動性めまい，および倦怠感でした。

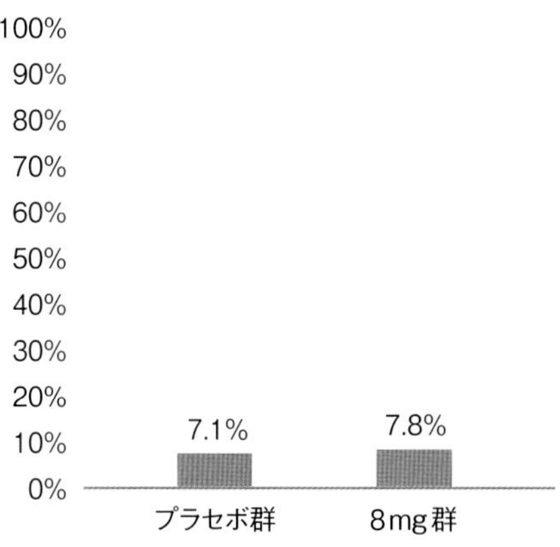

図5-2　CCT003試験における各群で観察された治療薬との因果関係が否定されなかった有害事象の出現割合
（ラメルテオン審査報告書をもとに作成）

4）オレキシン受容体拮抗薬

併存する精神疾患のない原発性不眠症患者を対象に，スボレキサントの有効性を検証するためにプラセボ対照無作為化二重盲検試験として行われたのがP028試験です。日本，アメリカなど16の国または地域で国際共同試験として実施されました。試験参加に同意した2,879人の患者全員に単盲検下で（患者だけがわからない形で）プラセボを2週間投与し睡眠日誌をつけさせたり終夜睡眠ポリグラフ検査を受けさせたりして，その結果に基づきスボレキサントが効きそうな1,445人を選んで被験者として試験に組み入れました。被験者のうち日本人は睡眠日誌による評価のみを実施する集団とされ，日本人以外は睡眠日誌と終夜睡眠ポリグラフ検査の両方を実施する集団とされました。日本で終夜睡眠ポリグラフ検査ができる医療機関が少ないからです。

被験者は3群に分けられ，本剤高用量（非高齢者40mg，高齢者30mg），低用量（非高齢者20mg，高齢者15mg）またはプラセボを1日1回就寝前に3カ月間経口投与されました。治験期間中，被験者は睡眠日誌をつけました。日本人以外の被験者に終夜睡眠ポリグラフ検査がベースライン，投与1日目，投与1カ月時，投与3カ月時に行われました。主要評価項目は投与1カ月時と投与3カ月時における本剤高用量群における入眠効果と睡眠維持効果でした。**図**

5-3,4 に，主観的睡眠潜時（寝つくのにかかる時間）と主観的総睡眠時間（眠れた時間）の変化量の実薬群とプラセボ群との差を示します。

スボレキサントを承認された用量（非高齢者 20mg/ 日，高齢者 15mg/ 日）で 3 カ月使用した場合，おおむね寝つきが 5 分良くなり睡眠時間が 11 分長くなることが期待できるという成績になっています。効果は投与 1 週目には十分出ており，それ以上続けても良くも悪くもならないようです。

P028 試験における副作用発現率は図 5-5 のとおりです。

主な副作用は傾眠，頭痛，疲労，倦怠感でした。

P028 試験の結果，主要評価項目で高用量群とプラセボ群との間の統計的有意差が得られたので，高用量群が PMDA によって承認されるはずでした。ところが海の向こうから待ったがかかります。アメリカの規制当局である FDA が高用量群は危険なので承認できないと通知してきたのです。

	1 週	1 カ月	3 カ月
本剤低用量群	−5.6 （−10.2, −1.1）	−5.4 （−10.9, 0.0）	−5.2 （−10.2, −0.3）
本剤高用量群	−5.7 （−9.7, −1.6）	−7.4 （−12.3, −2.5）	−8.4 （−12.8, −4.0）

主観的睡眠潜時の変化量のプラセボ群との差（単位：分）[95％信頼区間]

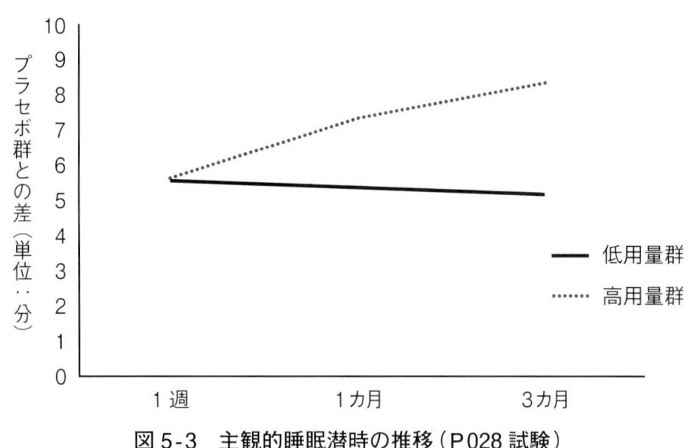

図 5-3　主観的睡眠潜時の推移（P028 試験）
（スボレキサント審査報告書をもとに作成）

	1週	1カ月	3カ月
本剤低用量群	13.6 (6.9, 20.3)	16.3 (7.9, 24.8)	10.7 (1.9, 19.5)
本剤高用量群	21.4 (15.5, 27.4)	19.6 (12.0, 27.1)	19.7 (11.9, 27.6)

主観的総睡眠時間の変化量のプラセボ群との差（単位：分）[95%信頼区間]

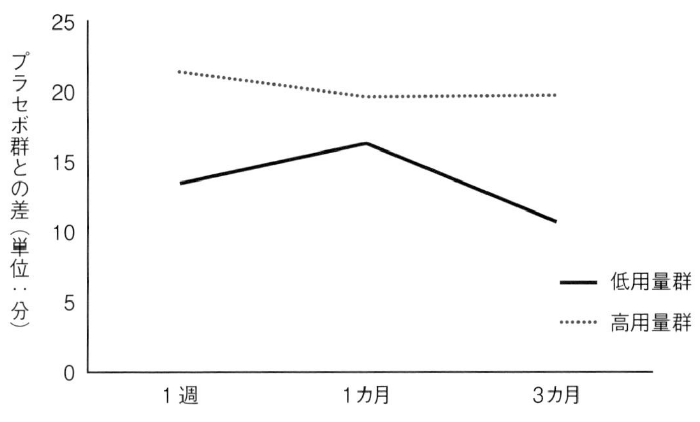

図 5-4　主観的総睡眠時間の推移（P028 試験）
（スボレキサント審査報告書をもとに作成）

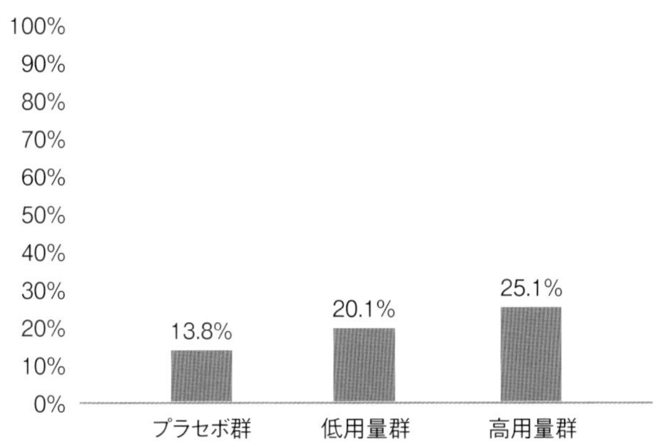

図 5-5　有害事象発生率
（P028 試験における各群で観察された治療薬との因果関係がある有害事象の出現割合．スボレキサント審査報告書をもとに作成）

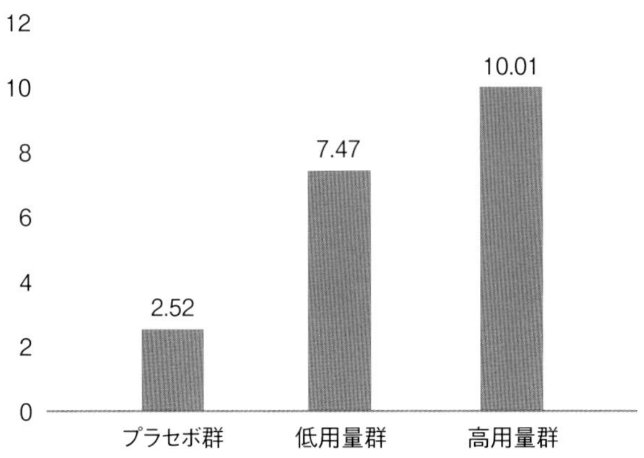

図 5-6　千人・年あたり自殺関連有害事象発現率
（P028 試験における各群で観察された自殺関連有害事象の出現割合．スボレキサント審査報告書をもとに作成）

一つ目の懸念は自殺念慮です。**図 5-6** に示すとおり，P028 試験では自殺念慮の発現割合がプラセボ群よりもスボレキサント群のほうが用量依存的に高い傾向がみられました。

図 5-6 をみれば，飲めば飲むほど死にたくなる薬であることがわかります。不眠症治療という益と自殺念慮発現という害は釣り合わないと FDA は懸念したわけです。

二つ目の懸念は交通事故増加です。スボレキサント内服翌日に被験者に自動車運転をさせた P035 試験においては実薬群において傾眠発現による運転中止が 7〜10％の確率でみられたうえ，運転した被験者の運転能力は血中アルコール濃度 0.5mg/mL に相当する運転能力低下がみられる傾向にありました。血中アルコール濃度 0.5mg/mL を日本の法律にあてはめますと酒気帯び運転に相当します。スボレキサントを飲んだ次の日は酒気帯び運転並の注意力・集中力・反射運動能力になる根拠があるということです。

三つ目の懸念は 2 例だけですが無意識の夜間行動がみられたことです。本剤投与約 2.5 時間後に寝言を言い，ベッドから起き上がった後，再度眠りに戻ったが，約 1.5 時間後に突然ベッドから飛び起き，頭部と顔を壁にぶつけ，本人に記憶がないという事例と，内服 7 時間後，気がつくと窓の側に立っていたがどうやって窓まで移動したのか本人に記憶がないという事例です。

四つ目の懸念はナルコレプシーのような副作用がみられたことです。ナルコレプシーはオレキシンの欠乏によって起こる過眠症で，突然に強烈な眠気が襲ってくる睡眠発作，びっくりしたり大笑いしたときに全身や身体の一部の力が抜ける情動脱力発作，寝入りばなに幻覚が出現する入眠時幻覚，金縛り状態となる睡眠麻痺といった症状があるのですが，そういった有害事象が本剤投与群にみられました。

こうしてFDAが高用量を不承認としたことを受け，日本国内においても高用量（1日30～40mg）が保険適用を受けることはなくなり，スボレキサントは低用量（1日20mg以下）で承認されることとなりました。

レンボレキサントはスボレキサントと同じオレキシン受容体拮抗薬ですが，2種類あるオレキシン受容体に対する薬理学的プロファイルがスボレキサントとは微妙に異なる睡眠薬として開発されました。レンボレキサントの上市前に不眠症患者を対象にレンボレキサントの有効性を検証するためにプラセボ対照無作為化二重盲検試験として行われたのがE2006-G000-303試験です。日本，アメリカなど12の国で国際共同試験として実施されました。971人の患者にレンボレキサント5mg，10mgまたはプラセボを6カ月間投与し，寝つくのにかかる時間（主観的入眠潜時）が比べられました。結果は**図5-7**のとおりでレンボレキサント5mg/日群，10mg/日群のいずれもプラセボ群との間に統計的有意差を示しました。

量を増やせば増やすほど効くという用量反応性はないですが，半年間の投与によって実薬群はプラセボ群に比べるとおおむね14～15分寝つきを良くしているように見えます。E2006-G000-303試験における副作用発現率は**図5-8**のとおりで，用量が多い群のほうが有害事象発現率は高いです。

主な副作用は傾眠，頭痛，疲労，異常な夢，悪夢でした。E2006-G000-303試験の結果を受け，レンボレキサントは日本で承認されました。この試験結果を前提とすれば10mg/日をいきなり投与する必要はどこにもなく，まずは5mg/日で開始すべき薬です。

	治療前	投与6カ月目	p値
プラセボ群	64.03±45.209	46.47±45.010	
5mg/日群	62.19±45.674	29.49±26.685	<0.0001
10mg/日群	64.97±44.020	33.09±32.167	<0.0001

レンボレキサント国際治験（E2006-G000-303試験）主観的入眠潜時の推移（平均±標準偏差）

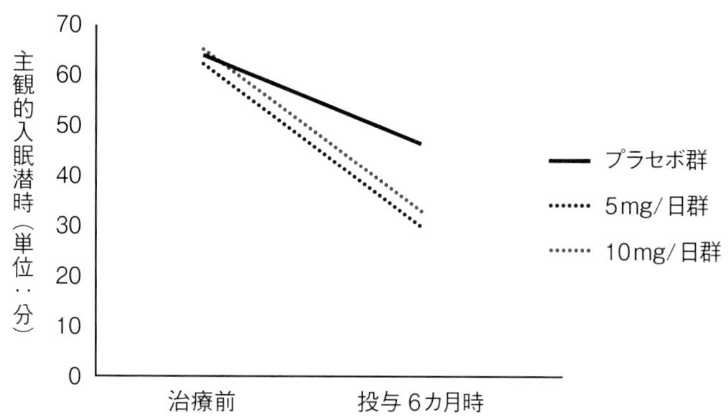

図5-7　レンボレキサント国際共同治験（E2006-G000-303）
（レンボレキサント審査報告書をもとに作成）

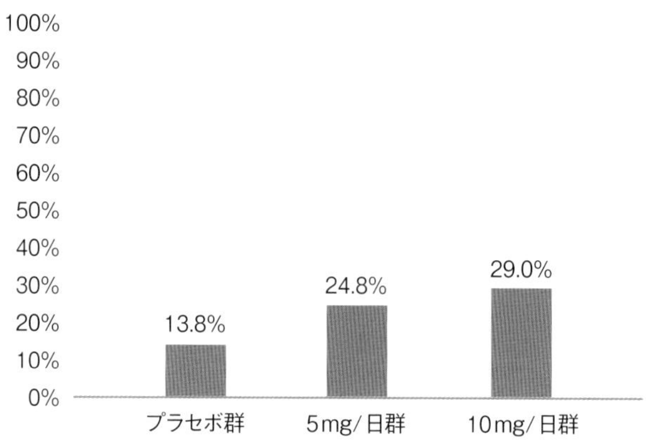

図5-8　有害事象発生率
（E2006-G000-303試験における各群で観察された治療薬との因果関係が否定されなかった有害事象の出現割合．レンボレキサント審査報告書をもとに作成）

以下に抗不安／睡眠薬の試験結果をまとめます。

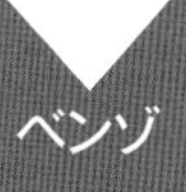

ベンゾ
・抗不安薬は重症例に短期間しか効かない
・非ベンゾジアゼピン系睡眠薬の優越性は皆無

メラトニン
・ラメルテオンは寝つきが142秒良くなるだけ
・安全性は高い

オレキシン
・スボレキサントは自殺念慮発現の危険あり
・レンボレキサントは5mg/日で十分

4 副作用

1）ベンゾジアゼピン受容体作動薬

ベンゾジアゼピン受容体作動薬にはさまざまな作用があり，その裏返しとしてさまざまな副作用があります。

図5-9に示すとおり，あたかもアルコールで酔っ払ったかのように何事も不安でなくなり，意識がボーッとして，眠くなります。加えてけいれんも止まります。しかしこれらの作用が度を過ぎると副作用になります。

抗不安	鎮静
入眠	抗けいれん

図5-9　ベンゾジアゼピン受容体作動薬のさまざまな効能

図 5-10 に示すとおり，不安がなくなるために，普段なら怖くてできないような大胆な行動に出てしまいます。不安があるから行動が適切に抑制されていたのに，不安がなくなってしまうと抑制が外れて脱抑制となり，イライラしたり怒りっぽくなったり問題行動に出たりします。境界性パーソナリティ障害という衝動をうまく自己制御できない特徴がある精神疾患があるのですが，その境界性パーソナリティ障害の患者 16 人を対象にベンゾジアゼピン系抗不安薬またはプラセボを 1 カ月投与し，衝動行為の頻度を比較した無作為化二重盲検クロスオーバー試験によると，大量服薬やリストカットといった重篤な衝動行為はプラセボ期の 8% にみられたのに対し実薬期では 58% にみられ，ベンゾジアゼピン系抗不安薬によってかえって行動が不安定になると示されました[11)]。抗不安薬は安定剤などと俗称されることもありますが，患者を選んで使わないとかえって逆効果になってしまうわけです。かえって逆効果になるのを奇異反応といいますが，小児と高齢者はベンゾジアゼピン受容体作動薬の奇異反応が起こりやすいとされています。

脱抑制	過鎮静
傾眠	筋弛緩

図 5-10　ベンゾジアゼピン受容体作動薬のさまざまな副作用

鎮静効果が強く出すぎると過鎮静になります。睡眠導入効果が強く出すぎると日中の眠気になります。抗けいれん作用が強く出すぎると筋弛緩となり転倒し骨折することになります。とくに高齢者においては転倒と骨折が大問題になります。とくに睡眠薬は危険であり，高齢者への睡眠薬投与と転倒・骨折の関係を調べた 18 報の観察研究に関するメタ解析によると，ベンゾジアゼピン系睡眠薬または非ベンゾジアゼピン系睡眠薬を投与された高齢者は，股関節骨折が 5～9 割ほど起こりやすくなりました[12)]。

表 5-4 に示すとおり，非ベンゾジアゼピン系睡眠薬は高齢者にとってとくに転倒しやすい薬と言えます。高齢者に投与すべきでないのは自明です。

ベンゾジアゼピン受容体作動薬を高齢者に投与すると認知機能低下，せん妄も起こりやすくなりますので，認知症やせん妄に対して使うと逆効果であり，高齢者にはベンゾジアゼピン受容体作動薬を使わないのが基本になります。

表 5-4　股関節骨折の相対危険度

非ベンゾジアゼピン系睡眠薬	1.90（95%信頼区間 1.68-2.13）
ベンゾジアゼピン系睡眠薬	1.52（95%信頼区間 1.37-1.68）

（文献 12 をもとに作成）

2）メラトニン受容体作動薬

ラメルテオンは比較的副作用が少ないです。それでも傾眠，頭痛，めまいには注意すべきだと思います。

3）オレキシン受容体拮抗薬

傾眠，頭痛，疲労，異常な夢，悪夢などが主な副作用ですが，まれながら重大な副作用としての自殺念慮発現に注意すべきです。うつ病患者の不眠にオレキシン受容体拮抗薬を用いたところ急激にうつ病が悪化し自殺念慮が出現したという症例報告があります[13)]。人工的にナルコレプシー状態をつくる薬ですのでナルコレプシーの症状である睡眠発作，情動脱力発作，入眠時幻覚，睡眠麻痺が副作用として起こりえます。

5　診療指針

統合失調症薬物治療ガイドでは統合失調症に対してベンゾジアゼピン受容体作動薬を使わないことが望ましいと推奨しています[14)]。せん妄の診療指針はベンゾジアゼピン受容体作動薬のせん妄に対する使用はアルコール離脱など特殊な状況に限られるとしています[15)]。うつ病の診療指針は緊張病を伴ううつ病や重症不眠症を伴ううつ病にはベンゾジアゼピン受容体作動薬投与を推奨していますが，ベンゾジアゼピン受容体作動薬を併用する場合は必要最小限とし常用量依存に注意すること，ベンゾジアゼピン受容体作動薬は高齢者や小児において奇異反応が起きやすい点に注意することといった注意喚起もしています[16)]。双極性障害（躁病および躁うつ病）の診療指針ではベンゾジアゼピン受容体作動薬の長期投与が双極性障害の長期経過に良い影響を持つとの根拠はなく，常用量でも依存の問題があるため，漫然と使用すべきではないと推奨しています[17]。不安障害等の診療指針はベンゾジアゼピン受容体作動薬には依存を含めさまざまな副作用があり処方すべきでなく，第一選択薬はSSRIとSNRIであると推奨しています[18]。不眠症の診療指針では睡眠薬を処方する前に睡眠衛生指導を実施するよう推奨しています[1]。日本老年医学会の診療指針は高齢者にベンゾジアゼピン受容体作動薬を投与すると過鎮静，認知機能低下，せん妄，転倒・骨折，運動機能低下の危険があるので高齢者には可能な限り使用を控えるよう推奨しています[19]。

表5-5はベンゾジアゼピン受容体作動薬に関する診療指針の推奨のまとめです。

これらの診療指針を前提とすれば，高齢者医療においてベンゾジアゼピン受容体作動薬の出番はほとんどありません。

メラトニン受容体作動薬，オレキシン受容体拮抗薬については上市されてから時間が経っていないこともあり，診療指針においてなんらかの強い推奨がされていることは少ないです。

表5-5　ベンゾジアゼピン受容体作動薬に関する診療指針の推奨内容のまとめ

診療指針	推奨内容
統合失調症	使わないことを推奨
せん妄	アルコール離脱にのみ推奨
うつ病	必要最小限とし常用量依存に注意
双極性障害	漫然と使用すべきではない
不安障害	処方すべきでない
不眠症	薬の前に睡眠衛生指導をすべき
日本老年医学会	高齢者には可能な限り使用を控える

6 高齢者への抗不安／睡眠薬の使い方

不安障害等の診療指針では不安障害に対してSSRIとSNRIが第一選択薬とされているわけですが[18]，第Ⅲ章「抗うつ薬」で触れたように日本で不安に関連する精神疾患である社会不安障害，パニック障害，強迫性障害に保険適用を取得しているのはSSRIであるフルボキサミン，パロキセチン，エスシタロプラム，セルトラリンであり，SNRIは一つもありません。また，国内治験結果をみる限りSSRIの効果は不確実です。そして，SSRIはとくに高齢者で胃腸出血を起こしやすく，高齢者には使いにくい薬です。ネットワークメタ解析をみる限り，不安障害に対する有効性はSSRI，SNRI，ベンゾジアゼピン系抗不安薬で大差はありません[7]。また，論文出版の偏りの問題もあります。不安障害を対象にSSRIまたはSNRIの発売承認のためにFDAに提出されたプラセボ対照無作為化試験に関する系統的総説によると，1994〜2008年にFDAに提出された全57試験中，SSRIまたはSNRIがプラセボを上回ったのは41試験でしたが，そのうち医学雑誌に論文として掲載されたのは40試験（98%）だったのに対し，プラセボと変わらなかった16試験のなかで医学雑誌にそのまま論文として掲載されたのは3試験（19%）にとどまるのみならず，あろうことか別の6試験（19%）はプラセボを上回ったと結論が変えられたり抄録が粉飾されたりして論文として掲載されていました[20]。

実際の試験成績と論文の世界の試験成績の違いを図式化したのが**図5-11**と**図5-12**です。

たとえばセルトラリンはFDAに提出された試験群においてはプラセボと対決して8勝7敗で不安障害に対する有効性は必ずしも確実ではなかったのですが，論文の世界では11勝1敗という現実離れした有効性を示したことになっています。

これらの事情により，診療指針の前提となっているSSRIやSNRIに関する論文を鵜呑みにすることはできません。診療指針はベンゾジアゼピン系抗不安薬の依存性にだけことさらに言及していますが[18]，患者にとってはSSRIやSNRIにも「中止後症状」があり，いったん始めるとやめにくい薬であるという点はベンゾジアゼピン受容体作動薬と変わるところはありません。「中止後症状」という用語はSSRIやSNRIが依存と関係ないように見せかけるためにつくられた用語であり，この用語のせいで薬の害が正しく世の中に伝わっていないとWHOの薬物依存委員会は批判しています[21]。「中止後症状」はSSRIとSNRIの販売を円滑にするためにつくられた用語と認定して差し支えないです。これらの事情を考慮すると，不安障害にSSRIまたはSNRIを第一選択薬として投与すべきという推奨に追随するのは慎重を要すると思います。ベンゾ

FDA	試験成功	試験失敗
エスシタロプラム	3	0
パロキセチン	11	5
パロキセチン徐放剤	3	1
ベンラファキシン徐放剤	6	2
セルトラリン	8	7
フルボキサミン	2	0
フルボキサミン徐放剤	3	0
フルオキセチン	2	1

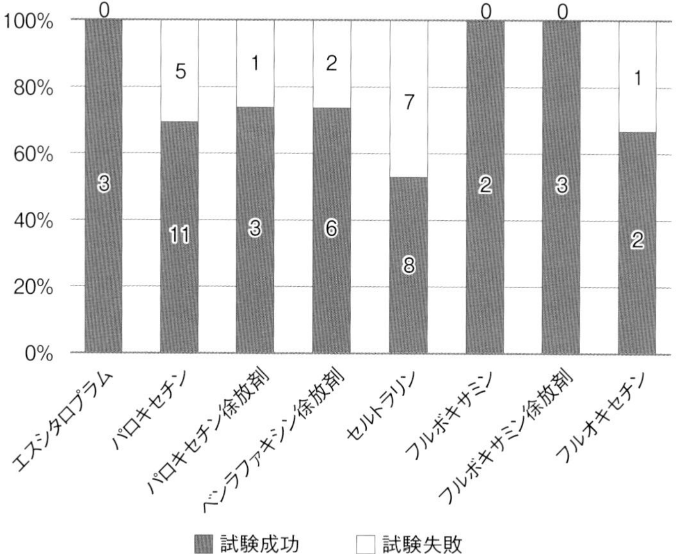

図 5-11　SSRI と SNRI の実際の試験成績

1994〜2008 年に FDA に提出された，不安障害を対象に SSRI または SNRI の有効性を検証するために行われたプラセボ対照無作為化試験のうち，それぞれの薬の試験成功率，すなわちプラセボを上回った試験の割合を示している．棒グラフの中の数字は試験の数．日本未承認薬を含む．

（文献 20 をもとに作成）

journal	試験成功	試験失敗
エスシタロプラム	3	0
パロキセチン	12	0
パロキセチン徐放剤	3	1
ベンラファキシン徐放剤	7	1
セルトラリン	11	1
フルボキサミン	1	0
フルボキサミン徐放剤	3	0
フルオキセチン	3	0

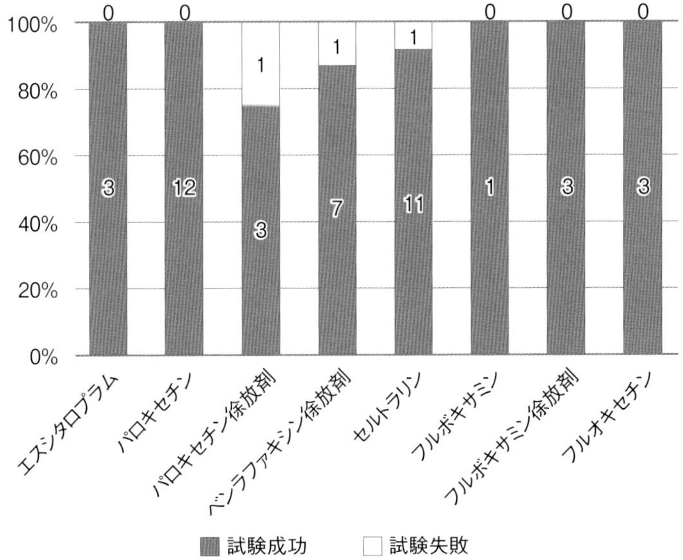

図 5-12　論文の世界の試験成績（前図と同じ試験）

前図と同じ試験が医学雑誌においてどのように出版されたかを示している．日本未承認薬を含む．

（文献 20 をもとに作成）

ジアゼピン系抗不安薬の効果は重症例に絞って短期間だけ使うとより良く発揮される傾向があります[8)]。また，2週間未満の投与であれば依存形成の危険は少ないこともわかっています[3)]。そうすると，重度の不安障害の高齢者に対して短期間（2週間未満）だけ少量のベンゾジアゼピン系不安薬を投与するのは診療指針に追随してSSRIやSNRIを投与するよりは安全である可能性があります。ただし，長期間の投与は論外ですし，依存の危険，転倒・骨折・認知機能低下・せん妄の危険は投与開始前に患者に話しておくべきです。

高齢者の不眠にベンゾジアゼピン系睡眠薬や非ベンゾジアゼピン系睡眠薬を使うのは危険なのでやめておいたほうがよいです。メタ解析から害が益を上回ることがわかっていますし[10)]，数々の診療指針が使わない方向の推奨をしています。とくにトリアゾラムについては日本老年医学会の診療指針で「トリアゾラムは健忘のリスクがあり使用するべきでない」と名指しで使用回避を推奨されています[19)]。加えて，ゾルピデムの添付文書（2019年7月改訂第28版）においては「一過性前向性健忘（服薬後入眠までの出来事を覚えていない，途中覚醒時の出来事を覚えていない），もうろう状態があらわれることがあるので，服薬後は直ぐ就寝させ，睡眠中に起こさないように注意すること。なお，十分に覚醒しないまま，車の運転，食事等を行い，その出来事を記憶していないとの報告がある。異常が認められた場合には投与を中止すること」と記載されており高齢者では副作用が発現しやすい旨も併せて記載されていることから，健忘の危険という観点からはゾルピデムも高齢者には使用すべきでないと言えます。また，エスゾピクロンの添付文書（2019年8月改訂第8版）においても「一過性前向性健忘（中途覚醒時の出来事を覚えていない等），もうろう状態があらわれることがあるので，本剤を投与する場合には少量から開始するなど，慎重に投与すること」と記載されており，併せて高齢者での薬物動態試験で血中濃度が高い傾向が認められており運動失調等の副作用が起こりやすい旨も記載されていることから，健忘の危険という観点からはエスゾピクロンも高齢者には使用すべきでないと言えます。

高齢者の不眠にメラトニン受容体作動薬やオレキシン受容体拮抗薬を使うべきかどうかという問題は，両者とも上市されて間がないことから，はっきりした答えは出せないと思います。メラトニン受容体作動薬は安全性には優れていますが肝心の有効性が不確実なのが欠点です。メラトニン受容体作動薬をしばらく使ってみて患者が効果に満足するなら投与継続し効果に満足しないなら投与終了するといった使い方が良いかもしれません。オレキシン受容体拮抗薬の有効性は比較的確実ですが，傾眠，頭痛，疲労，異常な夢，悪夢といったよくある副作用以外に自殺念慮，ナルコレプシー様症状といったまれですが重大な副作用があるので，開始前に説明が必要でしょう。「この薬を飲むと睡眠は改善しますが，まれに死にたくなることがあります。そうなったときはすぐに飲むのをやめてください」くらいの警告を投与前に行い，投与後は「(前回外来からの) この2週間で死にたい，あるいは死ぬべきだと思ったことは何回ありましたか」と自殺念慮の有無を受診のたびに確認すれば，自殺の確率を減らせると思います。もともとうつ病がある，もともと自殺念慮があるといった人には，最初からオレキシン受容体拮抗薬を投与しないほうが安全かもしれません。

どうしても高齢者に睡眠薬を使うのであれば単剤治療が基本です[1)]。たとえばメラトニン受容体作動薬とオレキシン受容体拮抗薬を両方使ったときの有効性と安全性は確立していないのでやめておいたほうがよいです。また，同種の薬を複数使うのも危険です。ベンゾジアゼピン系睡眠薬または非ベンゾジアゼピン系睡眠薬を2種類以上使うと，いかなる相互作用が出現するかまったく予想不可能です。オレキシン受容体拮抗薬はそれぞれオレキシン受容体への作用の仕方が微妙に違うのですが，それを同時に使う (スボレキサントとレンボレキサントを同時に使う) と微妙さがかき消されてしまい，薬理作用的に何をやっているのかまったくわからなくなります。スボレキサントとレンボレキサントのいずれも「他の不眠症治療薬と併用したときの有効性及び安全性は確立されていない」と添付文書にも記載されています。

7 その他の病態・その他の薬

アルコール離脱症状にはベンゾジアゼピン受容体作動薬が効果的です。発汗，体温上昇，手指振戦などアルコール離脱症状はいろいろあるのですが，そのうちの一つであるアルコール離脱せん妄に対してもベンゾジアゼピン受容体作動薬を使います[15)]。

ロラゼパムは肝障害の患者に使いやすいという優越性があるベンゾジアゼピン受容体作動薬でアルコール離脱症状の治療に使われることがあります。大部分のベンゾジアゼピン受容体作動薬は肝臓において肝薬物代謝酵素（シトクロム P450）の関与で酸化されてから抱合反応を受け排泄されるのですが，ロラゼパムはシトクロム P450 による酸化を飛ばして直接グルクロン酸抱合を受け排泄されるので，肝機能が低下していても比較的安全確実な作用が期待できます。そして，アルコール離脱症状を経験する患者はアルコール性肝障害を併発している割合が多いので，ロラゼパムは有用です。ただ，日本でアルコール離脱症状治療薬として広く普及しているのはロラゼパムよりはジアゼパムです。国内でジアゼパム経口剤が上市されたのは 1964 年だったのに対し，ロラゼパム経口剤は 1978 年で 14 年の遅れがみられました。さらに，国内でジアゼパム注射薬が上市されたのが 1969 年だったのに対しロラゼパム注射薬は 2018 年で約 50 年の遅れがみられました。しかも，ロラゼパム注射薬の保険適用範囲はてんかん重積状態のみに限られているのに対し，ジアゼパム注射薬の保険適用範囲は以下のように圧倒的に幅広いです。

◯神経症における不安・緊張・抑うつ
◯下記疾患及び状態における不安・興奮・抑うつの軽減
　麻酔前，麻酔導入時，麻酔中，術後，アルコール依存症の禁断（離脱）症状，分娩時
◯下記状態における痙攣の抑制
　てんかん様重積状態，有機リン中毒，カーバメート中毒

（ホリゾン注射液 10mg 添付文書 2019 年 7 月改訂（第 4 版）より抜粋）

ロラゼパム注射薬は広く普及していない，アルコール離脱症状に保険上使えないという点でジアゼパム注射薬に劣っています。**表 5-6** にジアゼパムとロラゼパムの違いを示します。

アメリカ精神医学会が発出しているせん妄の診療指針においては，アルコール離脱せん妄の際は肝機能が低下していても使いやすいロラゼパムが第一選択薬として推奨されていますが[22]，海外ではロラゼパム注射薬が 1976 年から承認されており日本と環境が異なるので，そのままあてはめることはできません。厚生労働省の補助金でつくられたアルコール・薬物使用障害に関する診療指針では，**表 5-7** に示すとおり，アルコール離脱症状の治療の第一選択薬は高齢

表 5-6 ジアゼパムとロラゼパムの比較

	ジアゼパム	ロラゼパム
作用時間	長い	短い
肝機能低下例	効果と安全性は不確実	効果と安全性は比較的確実
注射薬の普及度	1969年から上市されている	2018年にやっと上市
注射薬の保険適用	広い	狭い

表 5-7 厚生労働省の補助金でつくられたアルコール・薬物使用障害に関する診療指針においてアルコール離脱症状に関して推奨されている薬物治療

	高齢者でない場合	高齢者の場合
第一選択薬	ジアゼパムなどの長時間作用型ベンゾジアゼピン受容体作動薬	ロラゼパムのような短時間作用型ベンゾジアゼピン受容体作動薬
用　　量	1回2〜10mg, 1日3回投与で開始し，症状に応じて漸減	使用量は少なめとする
使用期間	7日以内。離脱症状が遷延する場合，4週間	
軽度の場合	離脱症状が軽度の場合は薬物治療を行わない。ただし，離脱けいれん発作を起こした場合またはその既往のある場合は，離脱症状が軽度であってもベンゾジアゼピン受容体作動薬を使用	
振戦せん妄の場合	わが国では，コンセンサスレベルのエビデンスではあるが，けいれん閾値に影響の少ないハロペリドールや第二世代抗精神病薬がベンゾジアゼピン受容体作動薬と併用されてきている	
使 用 法	Clinical Institute Withdrawal Assessment-Alcohol, revised のような離脱症状の重症度評価尺度を繰り返し使い観察しながら薬物治療の適応，用量を決定	

（文献23より改変）

者でない場合はジアゼパムなどの長時間作用型のベンゾジアゼピン受容体作動薬なのですが，高齢者の場合はロラゼパムのような短時間作用型のベンゾジアゼピン受容体作動薬が第一選択薬として推奨されています[23]。

アルコール離脱せん妄に対応するときは，患者によってジアゼパムとロラゼパムを使い分ける必要があります。経口投与が難しいときはあまり普及していないロラゼパム注射薬は避けて広く普及しているジアゼパム注射薬を使うべきですし，経口投与が可能で高齢者であるときや肝障害があるときはロラゼパム経口薬の使用を検討しましょう。ただし，ロラゼパムは海外では10mg/日まで使えるのに対し日本では3mg/日までしか使えず，規制用量を遵守しているとアルコール離脱症状を抑えきれない可能性がありますので，患者によっては高齢者であっても，あるいは肝障害があってもあえてジアゼパムを使う必要があるかもしれません。なお，向精神薬の基本は単剤治療ですが，アルコール離脱症状の振戦せん妄の場合は例外で，ベンゾジアゼピン受容体作動薬と抗精神病薬の併用治療が行われることがあります。

せん妄予防のためにメラトニン受容体作動薬やオレキシン受容体拮抗薬が使われることがあります。両者のせん妄予防効果を示す臨床試験がいくつか報告されており，せん妄の診療指針においても言及されています[15)]。オレキシン受容体拮抗薬は上述したように重大な副作用が報告されているので，せん妄予防にはあまり向かないかもしれませんが，メラトニン受容体作動薬は安全性に優れているので予防薬としては向いているかもしれません。

セロトニン神経系に選択的に作用することによって効果を発揮するタンドスピロンという抗不安薬があります。タンドスピロンは2019年11月時点で日本と中国でだけ上市されているローカルドラッグなので蓄積された使用経験が他の抗不安薬と比べて少なく，使用の是非についての判断材料は少ないのですが，類似薬のブスピロンが海外で上市され，抗不安薬として幅広く使われています。抗不安薬の臨床試験に関するネットワークメタ解析ではブスピロンの有効性はベンゾジアゼピン系抗不安薬と同程度で，試験からの離脱率はベンゾジアゼピン系抗不安薬よりも低い傾向がみられました[7)]。必ずしも直接的な根拠ではないので確実なことは言えませんが，ブスピロンと同じくタンドスピロンもベンゾジアゼピン系抗不安薬より安全な抗不安薬として使える可能性はあります。ただし，頻度不明ながら重大な副作用として肝機能障害，黄疸，セロトニン症候群，悪性症候群があります。脱水・栄養不良状態等を伴う身体的疲弊のある患者では悪性症候群が起こりやすいのでタンドスピロンを投与しないほうが安全です。

【文　献】

1）睡眠薬の適正使用及び減量・中止のための診療ガイドラインに関する研究班：睡眠薬の適正使用・休薬ガイドライン．じほう，東京，2014.

2）Shannon S Sullivan：Insomnia Pharmacology. Med Clin North Am 94（3）：563-580, 2010.

3）独立行政法人医薬品医療機器総合機構：調査結果報告書.（オンライン）2017 年 2 月 28 日．https://www.pmda.go.jp/files/000217061.pdf

4）厚生労働省：2019 年 6 月 26 日 中央社会保険医療協議会 総会 第 417 回議事録．2019.

5）Johnson MW, Suess PE, Griffiths RR：Ramelteon: a novel hypnotic lacking abuse liability and sedative adverse effects. Arch Gen Psychiatry 63（10）：1149-1157, 2006.

6）Kerri A Schoedel, Hong Sun, Edward M Sellers, et al：Assessment of the Abuse Potential of the Orexin Receptor Antagonist, Suvorexant, Compared With Zolpidem in a Randomized Crossover Study. J Clin Psychopharmacol 36（4）：314-323, 2016.

7）April Slee, Irwin Nazareth, Paulina Bondaronek, et al：Pharmacological Treatments for Generalised Anxiety Disorder: A Systematic Review and Network Meta-Analysis. Lancet 393（10173）：768-777, 2019.

8）Chris Gale, Paul Glue, Giuseppe Guaiana, et al：Influence of Covariates on Heterogeneity in Hamilton Anxiety Scale Ratings in Placebo-Controlled Trials of Benzodiazepines in Generalized Anxiety Disorder: Systematic Review and Meta-Analysis. J Psychopharmacol 33（5）：543-547, 2019.

9）Y Dündar, A Boland, J Strobl, et al：Newer Hypnotic Drugs for the Short-Term Management of Insomnia: A Systematic Review and Economic Evaluation. Health Technol Assess 8（24）：iii-x, 1-125, 2004.

10）Jennifer Glass, Krista L Lanctot, Nathan Herrmann, et al：Sedative Hypnotics in Older People With Insomnia: Meta-Analysis of Risks and Benefits. BMJ 331（7526）：1169, 2005.

11）D L Gardner, R W Cowdry：Alprazolam-induced Dyscontrol in Borderline Personality Disorder. Am J Psychiatry 142（1）：98-100, 1985.

12）Karen Donnelly, Robert Bracchi, Jonathan Hewitt, et al：Benzodiazepines, Z-drugs and the Risk of Hip Fracture: A Systematic Review and Meta-Analysis. PLoS One 12（4）：e0174730, 2017.

13）Jeremy Petrous, Kevin Furmaga：Adverse Reaction With Suvorexant for Insomnia: Acute Worsening of Depression With Emergence of Suicidal Thoughts. BMJ Case Rep：bcr2017222037, 2017.

14）日本神経精神薬理学会：統合失調症薬物治療ガイド－患者さん・ご家族・支援者のために－.（オンライン）2018 年 2 月 27 日．https://www.jsnp-org.jp/csrinfo/03.html（2020 年 5 月 1 日閲覧）.

15）日本総合病院精神医学会せん妄指針改訂班：せん妄の臨床指針〔せん妄の治療指針 第 2 版〕．星和書店，東京，2015.

16）日本うつ病学会：日本うつ病学会治療ガイドラインⅡ. うつ病（DSM-5）／大うつ病性障害 2016.（オンライン）2019 年 7 月 24 日．https://www.secretariat.ne.jp/jsmd/iinkai/katsudou/kibun.html

17）日本うつ病学会：日本うつ病学会治療ガイドラインⅠ. 双極性障害 2020.（オンライン）2020 年 6 月 16 日．https://www.secretariat.ne.jp/jsmd/iinkai/katsudou/kibun.html

18）Borwin Bandelow, Thomas Lichte, Sebastian Rudolf, et al：The Diagnosis of and Treatment Recommendations for Anxiety Disorders. Dtsch Arztebl Int 111（27-28）：473-480, 2014.

19）日本老年医学会：高齢者の安全な薬物療法ガイドライン 2015．メジカルビュー社，東京，2015.

20）Annelieke M Roest, Peter de Jonge, Craig D Williams, et al：Reporting Bias in Clinical Trials Investigating the Efficacy of Second-Generation Antidepressants in the Treatment of Anxiety Disorders: A Report of 2 Meta-analyses. JAMA Psychiatry 72（5）：500-510, 2015.

21）World Health Organization. WHO Expert Committee on Drug Dependence : thirty-third report.（オンライン）2003 年．https://apps.who.int/iris/handle/10665/42655

22）American Psychiatric Association：Practice Guideline for the Treatment of Patients With Delirium. Am J Psychiatry 156（5 Suppl）：1-20, 1999.

23）厚生労働科学研究費補助金 障害者対策総合研究事業. アルコール・薬物使用障害の診断治療ガイドライン.（オンライン）2017 年．https://mhlw-grants.niph.go.jp/niph/search/NIDD00.do?resrchNum=201616025A

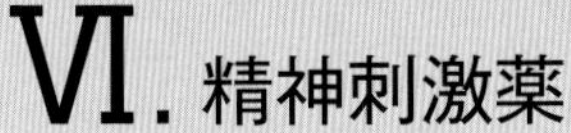

Chapter 6

1 概　略

注意欠如・多動症（attention-deficit hyperactivity disorder：ADHD）は不注意と多動・衝動性を主な特徴とする状態です。発達障害の一種です（**表6-1**）。

表6-1　ADHDの位置づけ

発達障害	自閉症スペクトラム症
	注意欠如・多動症（ADHD）
	限局性学習症

注意を集中するのが困難かつ落ち着きがないため，生活に支障が出ます。ADHDが発現するのは必ず幼少時です。アメリカ精神医学会の診断基準では症状が12歳になる前から存在していることが要件の一つになっています[1)]。小児期ではADHDと診断されていた者が成人期ではADHDの診断基準を満たさなくなる例も少なくないのですが[2)]，成人期になっても人口の2.5％にADHDが生じるとされています[1)]。

ADHDの治療に用いられるのは精神刺激薬です。

2 開発の経緯と分類

メチルフェニデートはドーパミンおよびノルアドレナリン再取り込み阻害作用を有する精神刺激薬であり，日本では1958年にうつ病，抑うつ神経症に対する治療薬として上市されました。1978年，ナルコレプシーに対する追加効能を取得しています。メチルフェニデートは強力な覚醒作用を示すので，うつ病の意欲低下やナルコレプシーの過眠に有効と考えられていたのです。ところがメチルフェニデートには依存性があったため徐々に乱用が問題になり，効能が次々に変更されていきました。

メチルフェニデートはコカインやメタンフェタミン（覚せい剤）と薬理学的に類似した精神刺激薬で，健常者への投与は乱用・依存を引き起こします[3)]。医師免許さえあれば誰でもメチルフェニデートを処方可能，かつ薬剤師免許さえあれば誰でも調剤可能な状態だったため，やがて乱処方する医師や処方箋を偽造する者があらわれ，メチルフェニデートの乱用が社会的に問題になりました。このため1998年に通常のうつ病には使えないように効能・効果が絞られたのですが，一向に問題が解決しないので2007年10月にうつ病そのものへの効能が自主的に削除されました。さらに，ナルコレプシーへの適用は残ったものの「リタリン流通管理委員会」(リタリンはメチルフェニデートの商品名）に登録された医師・医療機関・薬局のみがメチルフェニデートを処方・調剤可能なように制限がかけられ，ナルコレプシーに精通した医師，薬剤師しか扱えなくなりました。つまり，一般臨床ではメチルフェニデートを使えなくなりました。さて，ADHDは脳内でドーパミンやノルアドレナリンが不足したり神経伝達調節異常が生じたりすることで症状が出現するとされています。メチルフェニデートはドーパミンおよびノルアドレナリン再取り込み阻害作用を示しADHD治療に有効であるとわかっていたので，実は以前からADHDへの適用外処方がされていました。ところがリタリン流通管理委員会の設置により適用外処方が不可能になりました。**表6-2**は開発の経緯のまとめです。

表6-2　メチルフェニデートの日本での開発経緯

年	出来事	当時の効能
1958年	上市	うつ病，抑うつ神経症
1978年	効能追加	ナルコレプシー，うつ病，抑うつ神経症
1979年	第一次再評価	ナルコレプシー，軽症うつ病，抑うつ神経症
1998年	臨時の再評価	ナルコレプシー，抗うつ薬で効果の不十分な下記疾患に対する抗うつ薬との併用. 難治性うつ病，遷延性うつ病
2007年10月	企業の自主的な効能削除申請	ナルコレプシー
2007年12月	徐放剤が上市	ADHD：メチルフェニデート（徐放剤） ナルコレプシー：メチルフェニデート

2007年12月，メチルフェニデート徐放剤（商品名コンサータ）が小児ADHDへの保険適用を取得しました。国内治験でメチルフェニデート徐放剤の有効性が証明されたためです。これにより，それまでADHDにメチルフェニデートを適用外処方していた医師は，薬価の高い同一成分薬であるメチルフェニデート徐放剤への乗り換えを余儀なくされました。当時はメチルフェニ

デート以外の ADHD 治療薬が日本には存在しなかったので，それ以外に薬物投与継続の道はなかったのです。メチルフェニデート徐放剤の有効性と安全性はメチルフェニデートとほぼ同等と報告されています[4)]。メチルフェニデート徐放剤はメチルフェニデートと比べると半減期が長い，血中濃度上昇の変動が起こりにくいなどの違いがあることから乱用の危険はメチルフェニデートよりも低い可能性が期待されています。ただ，乱用の可能性は否定できないので国内ではメチルフェニデート徐放剤の処方についてもメチルフェニデートと同様に第三者委員会が設置され，ADHD について適切に診断し処方できる医師と薬局が登録制となり，流通が厳しく管理されることになりました。一般臨床では使えません。

2009 年，アトモキセチンが小児 ADHD への保険適用を取得しました。アトモキセチンは選択的ノルアドレナリン再取り込み阻害薬です。16 人の被験者にアトモキセチン，メチルフェニデート，プラセボのいずれかを投与し主観的な薬物嗜好性を比較した無作為化二重盲検試験の結果，アトモキセチンとプラセボに差はなくアトモキセチンには乱用の危険がないことが確認されています[5)]。アトモキセチンは一般臨床で使用可能です。

グアンファシンはアドレナリン α2A 受容体に対して選択的な作用を有する本態性高血圧症治療薬として 1984 年に日本で承認されました（商品名エスタリック）。2005 年 5 月，商業上の理由から販売が中止され，グアンファシンは製造販売されなくなりました。2017 年，小児期 ADHD 治療薬（商品名インチュニブ）としてグアンファシンは日本に戻ってきました。一般臨床で使用可能です。

d-アンフェタミンに加水分解されることで薬理活性を発揮するプロドラッグであるリスデキサンフェタミンは，小児 ADHD 治療薬として日本で 2019 年に承認されました。覚醒剤の原料になりうる成分が含まれているため，厳重な流通管理がなされ一般臨床では使えません。**表 6-3** は精神刺激薬の開発の経緯のまとめです。

表6-3　開発の経緯　まとめ

薬品名	出自	流通管理委員会
メチルフェニデート，メチルフェニデート徐放剤	抗うつ薬，ナルコレプシー治療薬	あり
アトモキセチン	最初からADHD治療薬として開発	なし
グアンファシン	高血圧治療薬	なし
リスデキサンフェタミン	最初からADHD治療薬として開発	あり

3 成人ADHDに対する国内治験成績

1）メチルフェニデート徐放剤

成人期（現在）にADHD診断基準を満たし，小学校の通知簿等の記録を参考にしたうえで小児期（過去）においてもADHD基準を満たしていたことが確認された18歳以上の患者を対象にメチルフェニデート徐放剤の有効性を検証するためにプラセボ対照無作為化二重盲検比較試験であるJPN-A01試験が行われました。日本の患者が対象になりました。284人の被験者はプラセボまたは実薬18～72mgを8週間投与されました。主要評価項目はコナーズ成人期ADHD評価尺度－観察者評価式スクリーニング版（CAARS-O: SV）というADHD重症度評価尺度でした。結果は**図6-1**のとおりであり，実薬群はプラセボ群を統計的有意に上回りました。

CAARS-O: SV点数は実薬群で12.5点改善したのに対しプラセボ群の改善は7.9点であり，実薬群の見かけ上の治療効果の6割以上はプラセボ効果で説明可能ですが，統計的有意差（$p<0.0001$）が得られており問題なくメチルフェニデート徐放剤は成人ADHDへの保険適用取得を承認されました。

JPN-A01試験における副作用発現率は**図6-2**のとおりです。

主な副作用は食欲減退，動悸，悪心，口渇，不眠症，頭痛，体重減少，頻脈でした。実薬群の発現率はプラセボ群の2倍以上に上っています。

	投与前	8週目
プラセボ群	31.5	23.6
実薬群	31.8	19.3

JPN-A01試験におけるCAARS-O: SV点数の平均点

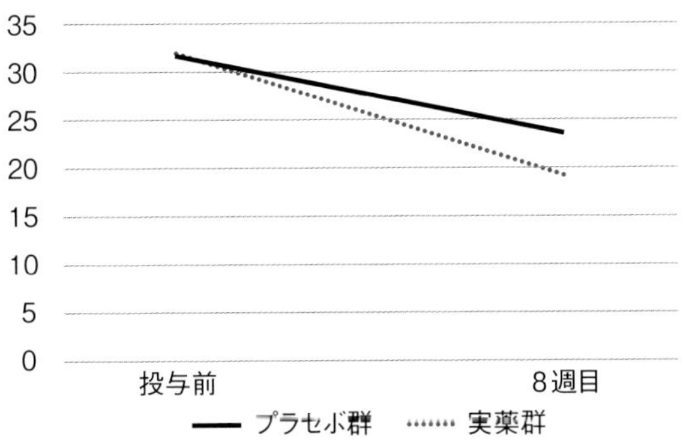

図6-1　CAARS-O: SVの変化
（メチルフェニデート徐放剤審査報告書に基づいて作成）

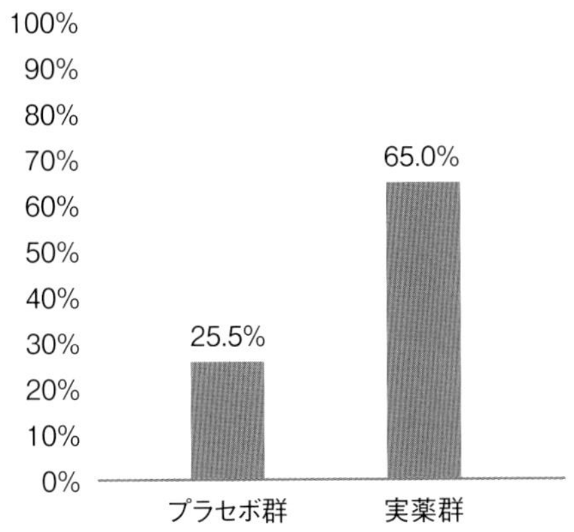

図6-2　JPN-A01試験における各群で観察された治療薬との因果関係が否定されなかった有害事象の出現割合
（メチルフェニデート審査報告書をもとに作成）

2）アトモキセチン

成人期（現在）にADHD診断基準を満たし，小児期（過去）においてもADHD基準を満たしていたことが確認された18歳以上の患者を対象にアトモキセチンの有効性を検証するためにプラセボ対照無作為化二重盲検比較試験であるB4Z-JE-LYEE試験が行われました。日本，韓国，台湾の患者が対象になりました。388人の被験者はプラセボまたは実薬40～120mgを10週間投与されました。主要評価項目はコナーズ成人期ADHD評価尺度－スクリーニング版－医師評価（CAARS-Inv: SV）というADHD重症度評価尺度でした。結果は**図6-3**のとおりであり，実薬群はプラセボ群を統計的有意に上回りました。

	投与前	10週目
プラセボ群	33.9	25.1
実薬群	33.2	18.9

B4Z-JE-LYEE試験におけるCAARS-Inv: SV点数の平均点

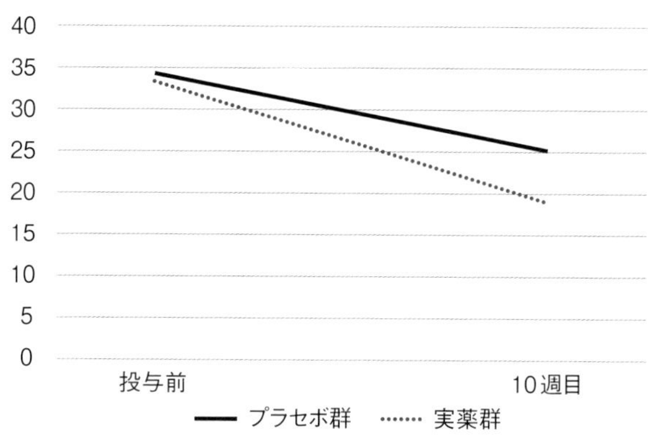

図6-3　CAARS-Inv: SVの変化
（アトモキセチン審査報告書に基づいて作成）

CAARS-Inv: SV点数は実薬群で14.3点改善したのに対しプラセボ群の改善は8.8点であり，実薬群の見かけ上の治療効果の6割以上はプラセボ効果で説明可能ですが，統計的有意差（$p<0.001$）が得られており問題なくアトモキセ

チンは成人 ADHD への保険適用取得を承認されました。

B4Z-JE-LYEE 試験における副作用発現率は**図 6-4** のとおりです。

主な副作用は悪心，食欲減退，傾眠，口内乾燥，口渇，頭痛，嘔吐，便秘，体重減少，浮動性めまい，疲労でした。実薬群の発現率はプラセボ群の 2 倍以上に上っています。

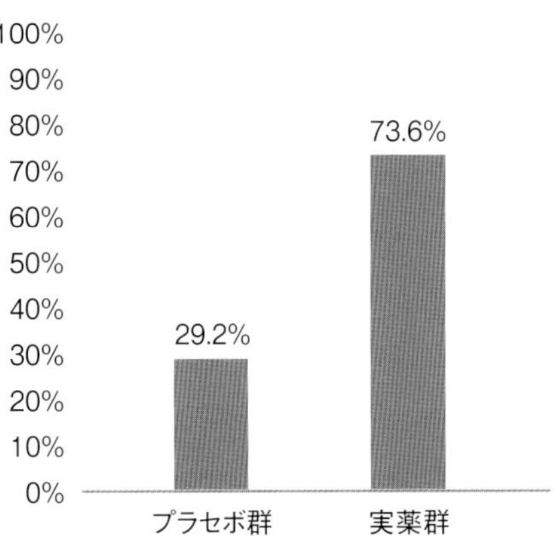

図 6-4　B4Z-JE-LYEE 試験における各群で観察された治療薬との因果関係が否定されなかった有害事象の出現割合
（アトモキセチン審査報告書をもとに作成）

3）グアンファシン

ADHD と診断された 18 歳以上の患者を対象にグアンファシンの有効性を検証するためにプラセボ対照無作為化二重盲検比較試験である A3132 試験が行われました。日本の患者が対象になりました。201 人の被験者はプラセボまたは実薬 4〜6mg を 10 週間投与されました。主要評価項目は注意欠陥／多動性障害評価尺度（Attention-Deficit/Hyperactivity Disorder Rating Scale IV：ADHD-RS-IV）という ADHD 重症度評価尺度でした。結果は**図 6-5** のとおりであり，実薬群はプラセボ群を統計的有意に上回りました。

ADHD-RS-IV 点数は実薬群で 11.55 点改善したのに対しプラセボ群の改善は 7.27 点であり，実薬群の見かけ上の治療効果の 6 割以上はプラセボ効果で説明可能ですが，統計的有意差（p=0.0005）が得られており問題なくグアンファシンは成人 ADHD への保険適用取得を承認されました。

A3132 試験における副作用発現率は**図 6-6** のとおりです。

主な副作用は傾眠，血圧低下，口渇，体位性めまい，便秘，浮動性めまい，徐脈，悪心，起立性低血圧，洞性徐脈，頭痛，低血圧，倦怠感，心拍数減少でした。もっとも，グアンファシンは高血圧治療薬だったので，血圧低下，徐脈，起立性低血圧，洞性徐脈，低血圧，心拍数減少は副作用ではなく「主作用」と言うのが適切かもしれません。実薬群の有害事象発現率はプラセボ群の 3 倍以上に上っています。

	投与前	10週目
プラセボ群	31.7	23.55
実薬群	31.45	19.53

A3132試験における ADHD-RS-IV 点数の平均点

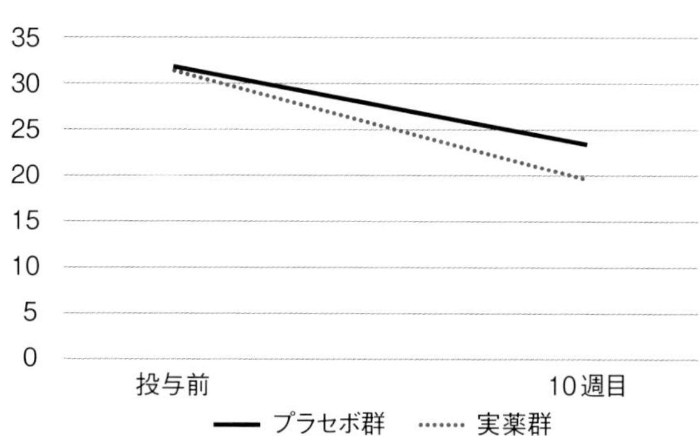

図 6-5　ADHD-RS-IV の変化（グアンファシン審査報告書に基づいて作成）

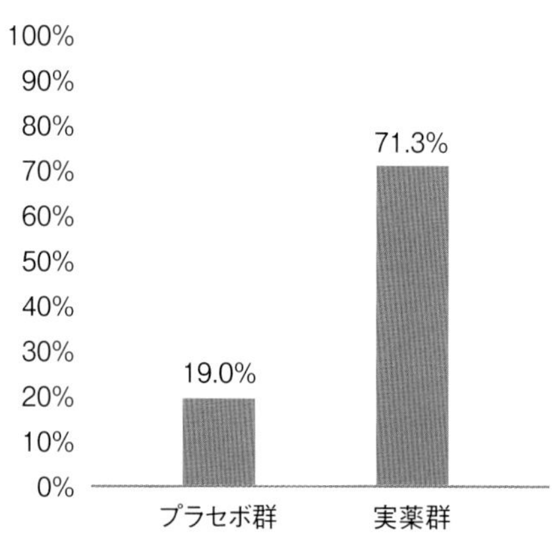

図 6-6　A3132 試験における各群で観察された治療薬との因果関係が否定されなかった有害事象の出現割合
（グアンファシン審査報告書をもとに作成）

4）リスデキサンフェタミン

小児期を対象とした国内治験がないので省略します。

以下に精神刺激薬の成人を対象にした国内試験成績をまとめます。

益
- プラセボを上回る効果がある
- ただし約 6 割はプラセボ効果で説明可能

害
- 有害事象発現率はプラセボ群の 2～3倍

4 副作用

以前より ADHD 患者にメチルフェニデートなどの精神刺激薬を投与する場合と投与しない場合とを比べると薬物依存を発症する割合がかえって減ることがメタ解析で報告されてきました[6)]。国内試験においては明らかな依存，乱用の危険は報告されていません。コカインや覚せい剤と薬理学的に類似している薬となると使うのにためらいがちになりますが，診断が正しい限りにおいては依存，乱用の危険を恐れすぎる必要はなさそうです。とはいえ，さまざまな副作用が国内試験で報告されていますので，ADHD 患者全員に安全に使える薬というわけでもなさそうです。また，診断が間違っていた場合は当然ながら依存，乱用の危険は高まるので，適当な診断で精神刺激薬を使うべきではありません。

5 診療指針

イギリスの NICE の ADHD に関する診療指針では，成人 ADHD で症状により生活に重大な支障をきたし非薬物療法が奏功しなかった場合は精神刺激薬の投与を検討してもよいと推奨されています[7)]。

6 高齢者への精神刺激薬の使い方

精神刺激薬はADHDの治療目的に開発された薬なのでADHD以外に投与しても理論的に効きません。よってADHDと診断されていることが精神刺激薬使用の前提となります。若年時にADHDと診断され高齢者となった時点においても症状が継続し日常生活に支障をきたしている場合は，精神刺激薬の投与も一つの選択肢と思われます。どの薬を選べばよいかですが，若年時にADHDと診断された際に使われた薬があると思われますので，その薬歴を参考にすれば安全です。

これまでADHDと診断されたことのない高齢者に精神刺激薬を処方する際はとくに慎重を要します。診断が間違っていれば薬の効果が期待できないうえ，傾眠，起立性低血圧，浮動性めまいといった高齢者の転倒につながりかねない副作用もあるからです。投薬をするのであれば慎重の上にも慎重にADHD診断をする必要があります。ADHDの診断基準では12歳以下から特性がみられているのが診断の条件になっていますので，その高齢者が12歳以下のときの行動に関する客観的な情報が必須です。国内治験では小学校の通知簿を取り寄せて調査をすることまでしました。ただ，高齢者が12歳以下だったときの客観的な情報が得られる確率が高くないことを考えると，これまでADHDと診断されたことのない高齢者を新規にADHDと正確に診断するのは実質的に不可能です。そうすると高齢者には精神刺激薬を新規処方しないのが基本であるという結論にたどりつきます。

もちろん，ADHDの性質を持ちながら未診断のまま高齢期に至ったという事例は存在すると思います。そういった事例に対しADHDと雑に診断したうえでその特性に配慮した環境調整などで非薬物療法を展開する必要は場合によってはあるかもしれません。しかし非薬物療法であってもまったくの見当外れなものであれば本人や周囲に迷惑をかけるだけですので慎重になるべきです。ましてや雑な診断に基づく雑な精神刺激薬投与は回避すべきです。

【文　献】

1）アメリカ精神医学会：DSM-5 精神疾患の診断・統計マニュアル.

2）村上佳津美：注意欠如・多動症（ADHD）特性の理解．Jpn J Psychosom Med. 57：27-38, 2017.

3）曽良一郎，猪狩もえ，池田和隆：薬物依存とメチルフェニデート．精神経誌 110 巻 10 号：941-945, 2008.

4）吉村玲児：海外での ADHD の薬物療法．臨床精神薬理 8（6）：885-890, 2005.

5）S H Heil, H W Holmes, W K Bickel, et al：Comparison of the Subjective, Physiological, and Psychomotor Effects of Atomoxetine and Methylphenidate in Light Drug Users. Drug Alcohol Depend 67（2）：149-156, 2002.

6）Timothy E Wilens, Stephen V Faraone, Joseph Biederman, et al：Does Stimulant Therapy of attention-deficit/hyperactivity Disorder Beget Later Substance Abuse? A Meta-Analytic Review of the Literature. Pediatrics 111（1）：179-185, 2003.

7）National Institute for Health and Care Excellence：Attention deficit hyperactivity disorder: diagnosis and management NICE guideline［NG87］.（オンライン）2018 年 3 月 14 日．https://www.nice.org.uk/guidance/ng87

Ⅶ. 抗認知症薬

Chapter 7

1 概　略

抗認知症薬はアルツハイマー病またはレビー小体型認知症の認知症症状の進行を抑制する薬です。精神症状に効く薬ではありませんので，精神症状の改善目的で使うのは不適切使用です。

2 開発の経緯と分類

認知症という疾患は存在しません。進行性認知機能障害を起こす疾患がいくつかあり，それを全部ひっくるめて認知症といいます。診療指針では60を超える原因疾患があげられていますが[1)]，代表的なのはアルツハイマー病，血管性認知症，レビー小体型認知症，前頭側頭型認知症です。抗認知症薬はこのうちのアルツハイマー病の病態生理を前提に開発された薬です。

アルツハイマー病においてはアセチルコリン作動性神経細胞の脱落等が認知症症状と関係します。この病態生理を前提に，アセチルコリンの分解を抑制してシナプス間隙のアセチルコリン濃度を上昇させることによって認知症症状を改善させることを目指して開発されたのがコリンエステラーゼ阻害薬です（**図7-1**）。1993年，タクリンが初のコリンエステラーゼ阻害薬としてアメリカで上市されました。ところがタクリンは肝毒性が強かったためほとんど用いられませんでした。その後，肝毒性という欠陥を改良された第二世代コリンエステラーゼ阻害薬として上市され，現在も使われているのがドネペジル，ガランタミン，リバスチグミンです。

アルツハイマー病
・アセチルコリンが不足
コリンエステラーゼ阻害薬
・アセチルコリンを増やす
効　能
・症状が見かけ上良くなる

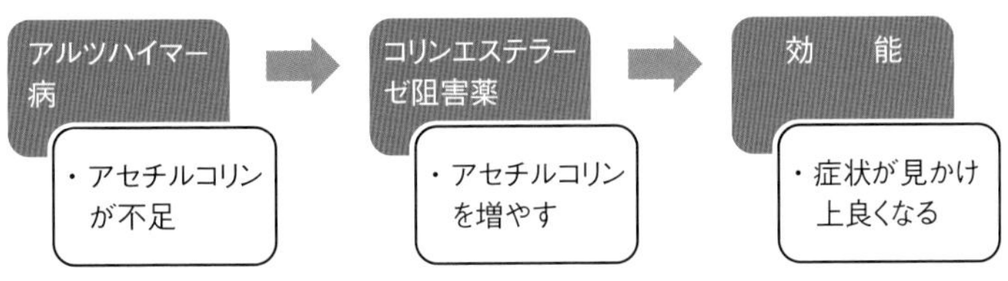

図7-1　コリンエステラーゼ阻害薬の模式図

アルツハイマー病においては脳内グルタミン酸濃度が過剰に上昇することによって神経細胞が損傷を受け，記憶・学習に深く関与する長期増強（long-term potentiation：LTP）が形成されにくくなることが認知症症状と関係します。この病態生理を前提に，グルタミン酸受容体サブタイプの一つである N-metyl-D-aspartate（NMDA）受容体の過剰な活性化を阻害することで認知症症状を改善させることを目指して開発されたのが NMDA 受容体拮抗薬です（**図 7-2**）。2003 年，メマンチンが初の NMDA 受容体拮抗薬としてアメリカで承認されました。メマンチンは現在も使われています。

アルツハイマー病
・NMDA受容体が過剰に活性化
NMDA受容体拮抗薬
・過剰な活性化を阻止
効　能
・症状が見かけ上良くなる

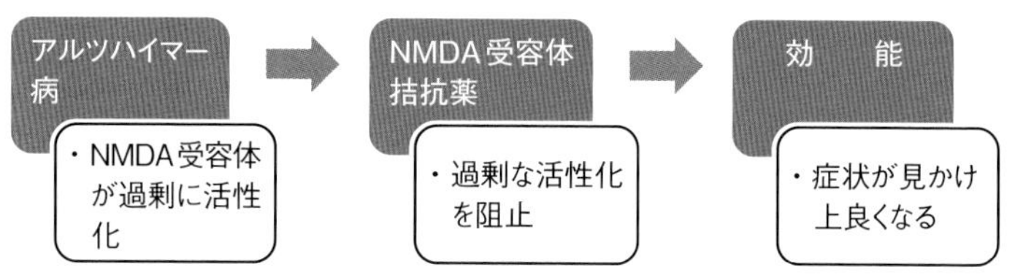

図 7-2　NMDA 受容体拮抗薬の模式図

コリンエステラーゼ阻害薬と NMDA 受容体拮抗薬をまとめて抗認知症薬といいますが，抗認知症薬は認知症症状の進行を抑制する薬として上市されました。アルツハイマー病では脳内に異常な蛋白質が蓄積し脳神経細胞が徐々に変性するのに伴い認知症症状が徐々に進行していくのですが，今の抗認知症薬は異常な蛋白質の蓄積ないしは神経細胞の変性そのものを止める薬ではないので，根本的な治療薬ではありません。生き残った脳細胞に働きかけることによって見かけ上認知症症状の進行を抑制するという薬です。薬を使えばいったんは症状進行が止まりますが，飲み続けていてもそのうち症状は進行し始めるという限界を持っています。そして，その効果に臨床的意味があるかどうかは上市後も議論の的になりました。

2005 年，イギリスの規制当局（NICE）は出版されていない試験を含めた抗認知症薬臨床試験の資料を解析した結果，コリンエステラーゼ阻害薬に効果はないと認定し，それまで認められていたドネペジル，ガランタミン，リバスチグミンを保険適用から除外し，メマンチンについても臨床試験での使用しか認めない案を発表しました[2)]。即座に患者団体などが「一部のアルツハイマー病患者には薬が効く可能性がある」と猛烈に反発したため，NICEは製薬会社から提出させた治験データを再解析しました。その結果，NICEは当初案を撤回し，Mini-Mental State Examination（MMSE）が10〜20点の中等度アルツハイマー病にはドネペジル，ガランタミン，リバスチグミンの保険適用を認めると2006年に診療指針を改訂しました[3)]。圧力を受けて当初案を撤回するという弱腰をみせたNICEに追撃がかけられます。診療指針の作成過程が不公平，不合理，差別的かつ診療指針には違法性があるので抗認知症薬の保険適用範囲を広げるべきであるとしてNICEは製薬会社に訴えられたのです。2007年にイギリス高等裁判所が下した判決において，中等度アルツハイマー病にしか保険適用を認めないとする改訂そのものは合理的とされたものの，診療指針の作成過程は差別的で違法だったと認定され，診療指針の一部改訂や訴訟費用の一部負担がNICEに命じられました[4)]。訴訟後，NICEの態度は一変しました。2011年の診療指針改訂で軽度アルツハイマー病へのコリンエステラーゼ阻害薬の保険適用が認められました[5)]。2018年の改訂ではさらにレビー小体型認知症へのドネペジルまたはリバスチグミンの投与が推奨され，両者ともに忍容性が不良な場合はガランタミン投与の検討が推奨され，ガランタミンの忍容性も不良な場合はメマンチン投与の検討が推奨されています[6)]。つまり，改訂のたびに抗認知症薬の推奨範囲が広がっています。

一方，隣国フランスは違う動きをみせました。フランスも当初はドネペジル，ガランタミン，リバスチグミン，メマンチンの4剤を承認していたのですが，臨床試験で示される益が害を下回ることを理由に抗認知症薬の保険償還の割合を徐々に下げていきました。いいかえると，抗認知症薬の薬剤費の患者自己負担率を徐々に上げていったのです。2018年初めには自己負担率が85％に及んでいたのですが，同年8月に自己負担率が100％になりました[7)]。つまり抗認知症薬は害が益を上回るので保険償還に適さないということになったのです。一度承認した抗認知症薬の保険償還を完全停止した当局はフランスだけです。

さて，日本では1999年にドネペジル5mg/日が軽度〜中等度のアルツハイマー病への保険適用を取得し，2007年にドネペジル10mg/日が高度アルツハイマー病への保険適用を取得しました。ただし，ドネペジル以外の抗認知症薬はなかなか承認されず，日本の抗認知症薬は「牛丼並盛と牛丼大盛以外の品書きがない食堂」という状態が10年余り続きました。2009年，社団法人認知症の人と家族の会が厚生労働大臣に「医療上の必要性が高い未承認の医薬品の開発について」という表題で，当時未承認だったガランタミン，リバスチグミン，メマンチンの承認を願う要望書を提出しました[8)]。2011年，ガランタミン，リバスチグミン，メマンチンの3剤は承認されました。2014年にドネペジルはレビー小体型認知症への保険適用を承認されました。しかし，抗認知症薬の過剰投与への懸念も提起されるようになり，2018年に日本精神科病院協会は抗認知症薬の減量と中止のタイミングを考える手順を公開しました[9)]。2019年に厚生労働省は高齢者の医薬品適正使用指針（各論編）を発出したのですが，その中で「認知症治療薬，催眠鎮静薬・抗不安薬，消炎鎮痛薬等を長期間服用しても状態の改善が認められない場合は，非薬物的対応への切り替えを検討するとともに，減薬又は薬物療法の中止を考慮する」と抗認知症薬過剰投与への注意喚起がなされました[10)]。

開発の経緯を以下にまとめます。

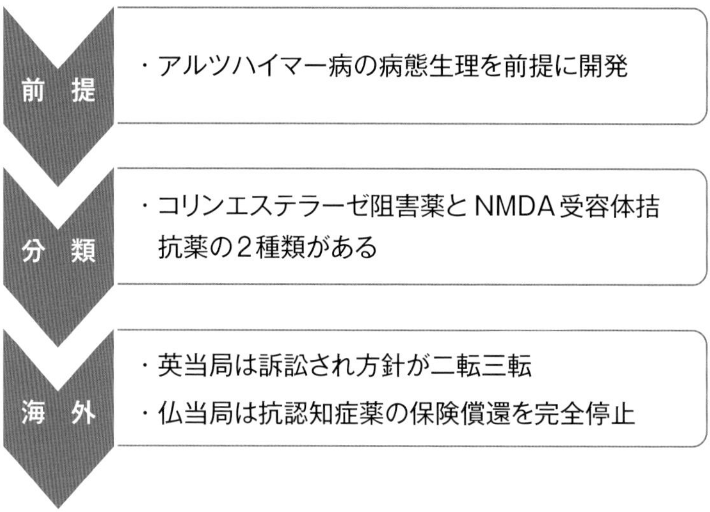

前　提
・アルツハイマー病の病態生理を前提に開発

分　類
・コリンエステラーゼ阻害薬とNMDA受容体拮抗薬の2種類がある

海　外
・英当局は訴訟され方針が二転三転
・仏当局は抗認知症薬の保険償還を完全停止

3 抗認知症薬の成績

抗認知症薬は効かないか，あまり効きません。

まず，診断が合っていないと効きません。血管性認知症を対象に抗認知症薬の有効性を検証した無作為化試験に関する系統的総説によると，12 試験（総被験者数 5,361 人）のネットワークメタ解析をした結果，抗認知症薬は日常生活動作，BPSD，全般臨床症状に無効であることが判明しました[11]。まれな認知症を対象に抗認知症薬の有効性を検証した無作為化試験に関する系統的総説によると，前頭側頭型認知症を含むまれな認知症へのコリンエステラーゼ阻害薬の効果は不明で，副作用だけはプラセボより多いことが判明しました[12]。認知機能が年齢不相応に低下しているが認知症の診断基準を満たすほど重くない中間状態を「軽度認知障害」というのですが，軽度認知障害を対象に抗認知症薬の有効性を検証した無作為化試験に関する系統的総説によると，14 試験（総被験者数 5,278 人）のメタ解析をした結果，抗認知症薬は認知機能を改善させないことが判明しました[13]。

診断が合っていても重症度が合っていないと効きません。メマンチンは中等度〜高度のアルツハイマー病のみに保険適用がありますが，認知症を対象にメマンチンの有効性を検証したプラセボ対照無作為化二重盲検並行群間比較試験に関する系統的総説によると，44 試験（総被験者数約 10,000 人）の解析をした結果，メマンチンは軽度アルツハイマー病に無効であることが判明しました[14]。

診断と重症度が合っていてもあまり効きません。アルツハイマー病を対象にコリンエステラーゼ阻害薬の有効性を検証したプラセボ対照無作為化二重盲検並行群間比較試験に関する総説によると，16 試験（総被験者数 5,159 人）のメタ解析をした結果，認知機能検査において臨床的に有意な改善を達成するのに必要な NNT は 10（95% 信頼区間 8〜15）でした[15]。診断が合っていても効果が実感できるのはだいたい 10 人に 1 人ということです。

併用しても効きません。先にあげたメマンチンのメタ解析によると，メマンチンとコリンエステラーゼ阻害薬の併用治療はメマンチン単剤治療と比べて結果に変わりはないとわかっています[14]。

表 7-1　抗認知症薬の主要な国内治験の結果一覧

薬品名	試験名	対象疾患	プラセボへの優越性
ドネペジル	134 試験	AD	なし
ドネペジル	161 試験	AD	あり
ドネペジル	231 試験	AD	あり
ドネペジル	341 試験	DLB	なし
ガランタミン	GAL-JPN-3	AD	なし
ガランタミン	GAL-JPN-5	AD	なし
リバスチグミン	1301 試験	AD	なし
メマンチン	IE2101 試験	AD	なし
メマンチン	IE3501 試験	AD	なし

*AD: アルツハイマー病　DLB: レビー小体型認知症
（各薬剤の審査報告書，添付文書等から作成）

抗認知症薬が日本で承認を受ける際に行われたプラセボ対照無作為化二重盲検試験の成績においても，薬があまり効かない傾向がみられます。**表 7-1** に抗認知症薬の国内治験成績を示します。

161 試験の結果から，規制当局は抗認知症薬の効果は認知症の進行を見かけ上約半年遅らせる程度であると考察しています。「たった半年」と人によっては期待外れと感じるかもしれませんが，それでも何も飲まなかった場合よりはマシであるという根拠が得られたうえでの判断なので，承認されたのには理由があると言えます。

問題はガランタミン，リバスチグミン，メマンチンの 3 剤です。これらについては国内治験の結果，プラセボと変わらなかった，つまり何も飲まなかった（貼らなかった）場合とほとんど変わらないという根拠が得られています。それなのに規制当局が承認した根拠は「治療の選択肢が限られているから」「海外では標準治療薬だから」などといった非科学的理由です。この承認経緯を知ってなおこれらの薬を使いたいと思う患者はどれくらいいるでしょうか。

抗認知症薬の試験成績をまとめます。

診断

・診断が合っていないと効かない

NNT

・診断が合っていても効くのは10人に1人

4 副作用

コリンエステラーゼ阻害薬は全身のコリン作動性作用を示す可能性があるので，既往歴によっては注意が必要です。

コリン作動性作用により迷走神経が刺激され，徐脈，不整脈，胃酸分泌促進，消化管運動促進，気管支平滑筋収縮，気管支粘液分泌亢進が起こる可能性があります。よって，洞不全症候群，心房内および房室接合部伝導障害等の心疾患のある患者，消化性潰瘍のある患者，非ステロイド性消炎鎮痛剤投与中の患者，気管支喘息または閉塞性肺疾患のある患者には投与に慎重を要します。また，QT延長等から重篤な不整脈に至った症例が報告されているので，心筋梗塞，弁膜症，心筋症等の心疾患を有する患者や低カリウム血症等の電解質異常のある患者に投与する際は十分な観察が必要です。

コリン作動性により線条体のコリン系神経が亢進されることにより相対的にドーパミン欠乏状態となり，パーキンソン症状を誘発ないし増悪させる可能性があります。よって，パーキンソン病，パーキンソン症候群等のある患者には投与に慎重を要します。レビー小体型認知症を対象とした国内治験では12週間の投与においてパーキンソン症状に関する有害事象の発現率そのものは実薬群とプラセボ群で差はなかったのですが，Hoehn & Yahrの重症度分類Ⅲなどといったパーキンソン症状が強い患者に限定するとパーキンソン症状が悪化する傾向がみられました。

コリンエステラーゼ阻害薬はてんかんの閾値を下げるので，てんかんのある患者には投与に慎重を要します。

多くみられる副作用は食欲不振，悪心，嘔吐，下痢など消化管に関連するものです。次に多いのが精神症状系の副作用で，不眠，落ち着きのなさ，易怒性，激越などが報告されています。「殺人」という副作用例も PMDA に報告されていますので注意が必要です。

NMDA 受容体拮抗薬で最も発現率が高い副作用はめまいです。国内治験においては投与された 1,115 例のうち 52 例にめまいがみられています。

NMDA 受容体拮抗薬もてんかんの閾値を下げるので，てんかんのある患者には投与に慎重を要します。

メマンチンは腎排泄型の薬剤なのでクレアチニンクリアランス値が 30mL/min 未満の高度の腎機能障害を有する患者には投与に慎重を要し，用量を 1 日 1 回 10mg に減らす必要があります（通常の用量は 1 日 1 回 20mg）。

国内治験においては 3 例（0.3%）しか報告がありませんが重篤なけいれんが出現することがあります。けいれんが認められた場合は投与を中止するなど適切な処置を行う必要があります。

徐脈による失神・意識消失が起こることがあります。海外では以前から報告されていましたが，国内でも同様の副作用報告が集まったため，2020 年に添付文書が改訂され重大な副作用の項に「完全房室ブロック，高度な洞徐脈等の徐脈性不整脈」が追記されました[16)]。徐脈性不整脈のある患者には投与に慎重を要します。

精神症状の副作用が出ることもあり，激越，攻撃性，妄想が国内治験で報告され，海外市販後の自発報告では幻覚，錯乱，せん妄の重篤例も多く報告されています。もともと BPSD にある患者には投与に慎重を要しますし，投与中にこれら精神症状がみられた場合は BPSD と決め打ちする前に薬の副作用である可能性を除外するために診断的治療として投与中止の必要があります。

その他，便秘，食欲不振，頭痛などが報告されています。

副作用のまとめです。

前提
・コリンエステラーゼ阻害薬はコリン作動性による徐脈，胃腸障害が多い

真実
・NMDA受容体拮抗薬も高度徐脈を起こす

共通
・両方とも精神症状悪化の危険がある
・両方ともてんかん閾値を下げる

5 診療指針

2017年に出された日本神経学会の認知症に関する診療指針では，アルツハイマー病に対してコリンエステラーゼ阻害薬（ドネペジル，ガランタミン，リバスチグミン）とNMDA受容体拮抗薬（メマンチン）のいずれも有効性を示す科学的根拠があり，アルツハイマー病に使用するよう推奨されています[1)]。**表7-2**は診療指針であげられているアルツハイマー病治療薬の特徴です。

表7-2　診療指針であげられているアルツハイマー病治療薬の特徴

	ドネペジル	ガランタミン	リバスチグミン	メマンチン
作用機序	コリンエステラーゼ阻害薬	コリンエステラーゼ阻害薬	コリンエステラーゼ阻害薬	NMDA受容体拮抗薬
適　用	軽度，中等度，高度	軽度，中等度	軽度，中等度	中等度，高度
用　法	1日1回	1日2回	1日1回パッチ剤	1日1回

（文献1，p227より）

しかし，2019年に厚生労働省が発出した高齢者の医薬品適正使用指針（各論編）においては「副作用が疑われる場合，使用しても効果がない場合は中止や他剤への変更を検討する。また，患者の機能保持や生活の質の向上に非薬物的対応（各論編〈療養環境別〉参照）の併用が推奨される」と，抗認知症薬の慎重な投与が求められています[10)]。

海外ではイギリスの規制当局（NICE）が早くも2005年に抗認知症薬は無効と認定し保険適用除外に踏み込もうとしたのですが，前述したとおり製薬会社の返り討ちにあい，判決で診療指針の一部改訂を余儀なくされ，その後は診療指針改訂のたびに抗認知症薬の推奨範囲が広げられています。2018年の改訂ではアルツハイマー病の重症度だけを理由にコリンエステラーゼ阻害薬をやめてはいけないとの推奨も加わりました。日本の厚生労働省の指針とは方向性がかなり異なりますが，NICEの認知症診療指針は科学的根拠というよりは判決に基づく指針という性格がありますので，どちらが患者のためになる指針なのかは明らかです。なお，フランスのように抗認知症薬の保険償還停止を実施した規制当局もあるので，日本の厚生労働省の指針はまだまだ手ぬるいという見方も成立すると思います。

6 高齢者への抗認知症薬の使い方

抗認知症薬は診断が合っていないと効かない，診断が合っていても重症度が合っていないと効かないわけですが，国内治験に参加する施設は認知症診療に力を入れている施設であり，認知症診断の際には問診，理学所見，心理検査，頭部CTまたはMRI，血液検査といった診療指針で必須とされている診察・検査に加え，脳血流シンチやMIBG心筋シンチといったより精密な検査をして診断していることが多く，それだからこそ診断と重症度判定が正確にできているという面があります。一般の臨床現場でそこまでやるのは必ずしも容易ではありません。また，精密な検査をして抗認知症薬を投与したところで，効果が実感できるのはだいたい10人に1人で，統計的有意差はともかく臨床的に意味のある改善はあまり期待できません。そうすると最初から抗認知症薬を使わないのが基本ということになります。診療指針に追随し添付文書を遵守すれば使って悪いということはないのですが，本気でそれをやればほとんどの認知症患者に抗認知症薬を使えないことになると思います。そして，国内治験の成績を前提とすれば，抗認知症薬をほとんど使えないことは患者にとってほとんど損になりません。抗認知症薬を投与するよりは介護保険のデイサービス利用を促す等の非薬物的かかわりのほうがはるかに重要です。

それでも患者本人が熱心に抗認知症薬を希望した場合は予想される益と害を説明したうえで使うということになりますが，患者に洞不全症候群，心房内および房室接合部伝導障害等の心疾患，消化性潰瘍，気管支喘息，パーキンソン症状，てんかん等の既往があるときは抗認知症薬が危険なので，患者の希望があってもあえて投与しないという判断を要することがあります。消化性潰瘍，気管支喘息，パーキンソン症状についてはメマンチンのほうが安全に使える可能性があります。向精神薬は単剤治療が基本ですが抗認知症薬も例外ではなく，コリンエステラーゼ阻害薬（ドネペジル，ガランタミン，リバスチグミン）の併用は添付文書上禁止されています。コリンエステラーゼ阻害薬とNMDA受容体拮抗薬の併用治療も単剤治療と大きく変わらないので併用治療の意義はないです。

前医が抗認知症薬を長期間投与し続けた事例を引き継ぐ場合もあるかと思います。そういうときは厚生労働省の高齢者の医薬品適正使用指針が参考になります[10)]。指針では抗認知症薬の中止を検討すべきものを「副作用が疑われる場合」と「使用しても効果がない場合」に限定しています。ということは，この二つにあてはまらない場合は抗認知症薬を継続しておいたほうが安全ということになります。というのも，実は臨床試験のメタ解析では抗認知症薬にも著効例が42人に1人ですが存在することが示されているので[15)]，理由もないのに投与を中止するとみるみるうちに認知機能が低下する確率がほんのわずかですがあるからです。

副作用が疑われる場合に中止するというのはわかりやすい考え方だと思います。徐脈，胃腸障害，精神症状等があらわれた場合は抗認知症薬に副作用の可能性があるので指針どおりに中止したほうが安全です。もしも副作用であればすみやかに改善します。加齢によって薬に弱くなるのは誰でもあるので，ずっと飲み続けてきた薬だから安全と油断するのは禁物です。副作用でなければ投与中止をしても症状は変わらないのですが，そうすると他の原因を検索することが容易になりますので診断的治療として一歩前進できるのは間違いないです。どうせ10人に1人しか実感できる認知症症状改善効果はないので[15]，投与中止をしても認知症症状には変化がないという事例が大半だと思います。それでもごくまれに投与中止で認知症症状が悪化する場合がありますが，そうした場合でも早期に再開すればもとに戻ります。なので，投与中止の際は次の外来予約までの日数を短めに設定するのがコツです。

使用しても効果がない場合というのは判断が難しいかもしれません。アルツハイマー病は自然経過だとMMSEで1年に3.3点ずつ低下していくと系統的総説で報告されています[17]。ということはMMSEを半年ないし1年に1回ずつ実施し，自然経過を大きく上回るような悪化がみられた場合は，無効例と認定できるかもしれません。なお，ドネペジルのインタビューフォーム2017年5月改訂（改訂第30版）には「高度アルツハイマー型認知症の患者のうち，意思疎通がはかれない，寝たきりの状態又は身体症状が悪化した患者には，本剤を漫然と投与しないこと」と記載されています。製薬会社の指示には従っておいたほうがよいと思います。

抗認知症薬は認知症症状の進行抑制のための薬であり，やる気を出させたり鎮静させたりする薬ではありませんので誤用しないでください。厚生労働省の資料によると，抗認知症薬がBPSDを改善させるという確実な根拠はありません[18]。気分が落ち込んでいるから意欲向上のためにコリンエステラーゼ阻害薬，興奮気味だから鎮静のためにメマンチンという使い方は患者を逆に悪化させる恐れがあります。その証拠にコリンエステラーゼ阻害薬であるガランタミンやリバスチグミンの添付文書の副作用の欄には「うつ病」の記載がありますし，メマンチンの添付文書の重大な副作用の欄には「激越（0.2%），攻撃性（0.1%），妄想（0.1%），幻覚（頻度不明），錯乱（頻度不明），せん妄（頻度不明）等があらわれることがある」の記載があります。抗認知症薬はBPSDが出たときに真っ先に切る薬であって，加える薬ではありません。また，BPSDに対して抗認知症薬を中止したり減量したりするのは妥当な対応ですが，BPSDがあるのに抗認知症薬をそのまま継続したり，あろうことか抗精神病薬や気分安定薬などの向精神薬を追加したりする併用治療は事態を悪化させるだけなのでやめましょう。高齢者を対象にした精神科薬物治療の基本は「向精神薬一種類だけで治療すること」です。

以下は抗認知症薬の使い方のまとめです。

原則

・使わないのが基本
・使うとしても診療指針と添付文書を遵守

例外

・42人に1人だけだが著効例がある
・理由がないのに投与中止する必要はない

コツ

・副作用疑い例と無効例は中止
・意欲向上や鎮静目的に使ってはいけない

【文　献】

1）日本神経学会：認知症疾患診療ガイドライン 2017．医学書院，東京，2017．
2）Zosia Kmietowicz：NICE proposes to withdraw Alzheimer's drugs from NHS. BMJ（330）：495, 2005.
3）Susan Mayor：NICE Recommends Drugs for Moderate Alzheimer's Disease. BMJ 332（7535）：195, 2006.
4）エーザイ：Eisai News．英国高等裁判所は英国国立医療技術評価機構（NICE）に対し「アルツハイマー型認知症治療ガイダンス」の改訂を命令.（オンライン）2007 年 8 月 11 日．https://www.eisai.co.jp/news/pdf/news200736pdf.pdf
5）エーザイ：News Release No.10-53．英国 NICE が軽度アルツハイマー型認知症患者様にとって重要な提案を行う　新ガイダンス（案）の提示.（オンライン）2010 年 10 月 7 日．https://www.eisai.co.jp/news/pdf/news201053pdf.pdf
6）National Insutitute for Health and Care Excellence：Dementia: assessment, management and support for people living with dementia and their carers. NICE guideline［NG97］.（オンライン）2018 年 6 月 20 日．https://www.nice.org.uk/guidance/ng97
7）五十嵐　中：認知症治療薬「保険外し」で決着したフランス．医薬経済 2018 年 7 月 1 日号：20-21.
8）社団法人 認知症の人と家族の会：医療上の必要性が高い未承認の医薬品の開発について（要望）．平成 21 年 08 月 17 日．
9）日本精神科病院協会：平成 30 年度老人保健健康増進等事業．重度認知症患者に対する抗認知症薬の適正使用（減量と中止のタイミングを考える）アルゴリズム（手順）.（オンライン）2018 年．https://www.nisseikyo.or.jp/about/hojokin/2018_2.php
10）厚生労働省：「高齢者の医薬品適正使用の指針（各論編〈療養環境別〉）について」の通知発出について.（オンライン）2019 年 6 月 14 日．https://www.mhlw.go.jp/stf/newpage_05217.html
11）Bo-Ru Jin, Hua-Yan Liu：Comparative Efficacy and Safety of Cognitive Enhancers for Treating Vascular Cognitive Impairment: Systematic Review and Bayesian Network Meta-Analysis. Neural Regen Res 14（5）：805-816, 2019.
12）Ying Li, Shan Hai, Yan Zhou, et al：Cholinesterase Inhibitors for Rarer Dementias Associated With Neurological Conditions. Cochrane Database Syst Rev（3）：CD009444, 2015.
13）Shinji Matsunaga, Hiroshige Fujishiro, Hajime Takechi：Efficacy and Safety of Cholinesterase Inhibitors for Mild Cognitive Impairment:A Systematic Review and Meta-Analysis. J Alzheimers Dis

71（2）：513-523, 2019.
14）Rupert McShane, Maggie J Westby, Emmert Roberts, et al：Memantine for Dementia. Cochrane Database Syst Rev 3（3）：CD003154, 2019.
15）Krista L Lanctôt, Nathan Herrmann, Kenneth K Yau, et al：Efficacy and Safety of Cholinesterase Inhibitors in Alzheimer's Disease: A Meta-Analysis. CMAJ 169（6）：557-564, 2003.
16）独立行政法人 医薬品医療機器総合機構：メマンチン塩酸塩の「使用上の注意」の改訂について.（オンライン）2020 年 6 月 16 日．https://www.pmda.go.jp/files/000235338.pdf
17）L Han, M Cole, F Bellavance, et al：Tracking Cognitive Decline in Alzheimer's Disease Using the Mini-Mental State Examination: A Meta-Analysis. Int Psychogeriatr 12（2）：231-247, 2000.
18）奥村泰之：高齢者への向精神薬処方に関する研究．厚生労働省医薬・生活衛生局第 2 回高齢者医薬品適正使用検討会資料 4.（オンライン）2017 年 6 月 23 日．https://www.mhlw.go.jp/stf/shingi/other-iyaku_431862.html

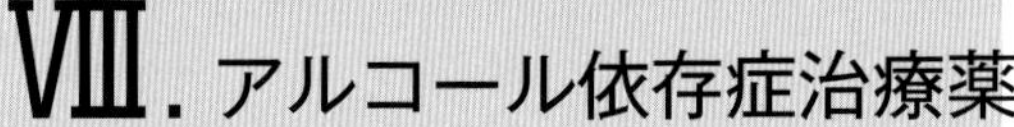

Ⅷ. アルコール依存症治療薬

Chapter 8

1 概　　略

アルコール依存症治療薬は大きく分けて三つあります。抗酒薬，断酒補助薬，飲酒量低減薬です（**表 8-1**）。

表 8-1　アルコール依存症治療薬の分類

アルコール依存症治療薬	抗酒薬
	断酒補助薬
	飲酒量低減薬

2 開発の経緯と分類

アルコール依存症はアルコールを飲みたいという欲求を制御できなくなる病気です。アルコールを飲み続ける限り徐々に進行する慢性疾患です。**図 8-1** はアルコール依存症に進展していく模式図です。

意思の強弱に関係なく誰でもなりえます。単にだらしないだけといった性格の問題ではありません。全員に回復可能性があります。飲酒行動に関する全国調査では，2013 年時点で過去にアルコール依存症に該当したことがある人は

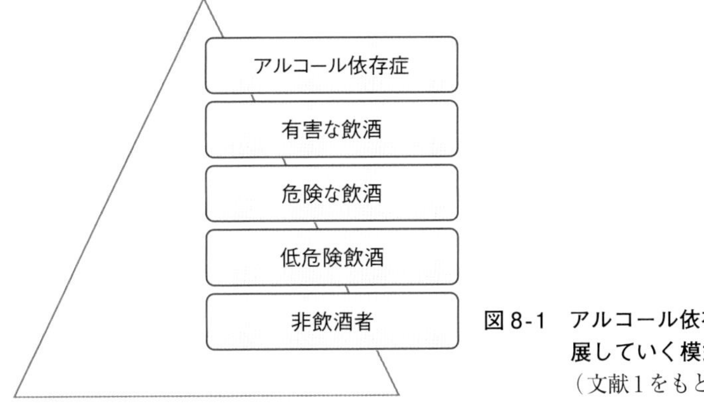

図 8-1　アルコール依存症に進展していく模式図
（文献 1 をもとに作成）

日本全体で107万人，うち50万人はアルコール依存症から回復しており，アルコール依存症に現に該当していたのは57万人だったと報告されています[2)]。

アルコールを飲み続ける限り進行するため，回復のためには断酒ないし飲酒量低減が必要です。それを実現するための鍵となるのが自助グループによる集団精神療法や家族会による家族療法です。自助グループには断酒会，アルコール・アノニマス，アラノンなどがあり，そこに本人が参加することが重要です。本人が参加を望まない場合，家族だけでも家族会に参加することによって健康問題や家族問題などを話し合い，アルコール依存症の回復過程を理解し，対処方法を身につけることが期待できます。集団精神療法や家族療法といった心理社会的治療がアルコール依存症治療の主体なので，そこにいかに本人ないし家族をつなげるかが肝要になります。地域のどこに自助グループや家族会があるかの情報を持っていたりアルコール健康障害についての相談を受け付けたりしているのは保健所や精神保健福祉センターです。アルコール依存症が疑わしい患者に対しては，本人ないし家族に保健所や精神保健福祉センターに相談するよう促すのが重要です。その他の心理社会的治療として患者教育プログラム，作業療法，認知行動療法，動機づけ面接法などがあります。動機づけ面接法は禁煙指導でも用いられています。

アルコール依存症治療において薬物療法はあくまで補助的な役割を担うにとどまります。

抗酒薬は肝臓中のアルデヒド脱水素酵素を阻害することによって飲酒時の血中アセトアルデヒド濃度を上昇させて，動悸，顔面紅潮，嘔気，頭痛などの不快な症状を起こし，大量飲酒を不可能にします。いわば，一口飲んだだけでひどい二日酔い症状が起こる下戸と同じ状態をつくり，飲めない体にして強制的に断酒させるという薬です。

1881年に合成されたジスルフィラムはゴムの加硫促進剤として工場で使用されていたのですが，1930年代からタイヤ工場でゴムの加硫を行う労働者が飲酒後にしばしば激しい急性アルコール中毒症状を起こす事象が観察されていました。1947年，胃腸感染症治療薬の開発に従事していたコペンハーゲンの研究者が，副作用確認のため候補物質の一つであったジスルフィラムを自ら内服しました。その晩，その研究者がほんの少しのアルコールを口にしたところ急に顔が真っ赤になりひどい動悸や吐き気などの症状が出現しました[3)]。その後の研究でジスルフィラム内服後は少しの飲酒で不快な気分が出現するので大量飲酒ができなくなることが確認されました[4]。アルコールは生体内ではまずアセトアルデヒドに酸化され，ついでアセトアルデヒドは酢酸に酸化されるのですが，ジスルフィラムは第二段階のアセトアルデヒドから酢酸への酸化を障害し，血中アセトアルデヒドを蓄積させることによってアセトアルデヒド急性中毒を起こすとみられるようになりました。1951 年にジスルフィラムは抗酒薬として上市されました。

1896 年に合成された石灰窒素は石灰石を原料とする窒素質肥料で害虫や雑草を防ぐといった農薬としての効果もあり農村で広く使われています。従前，多量の飲酒に耐えられた者が石灰窒素を扱う作業に従事するようになってからごく少量飲酒しただけでただちに顔面その他が真っ赤に潮紅し心悸亢進や呼吸促拍が起こり，結果としてわずかな飲酒にも耐えられなくなることが昔から知られていました[5]。この現象がジスルフィラムに酷似することから，石灰窒素がアルコール依存症の治療に有用である可能性が考えられました。ただ，肥料であり農薬でもある石灰窒素は主成分以外に不純物を含んでおり内服薬として必ずしも適切ではありません。このため，石灰窒素の主成分であるカルシウムシアナミドを内服可能な薬にしようとする精製化研究が進みました。1959 年にシアナミドが抗酒作用を持つことが明らかになりました。臨床試験の結果，シアナミドは断酒療法のみならず，ジスルフィラムや石灰窒素療法などの従来の薬物療法では期待できなかった節酒療法にも好適と認められ，1963 年に抗酒薬として上市されました。シアナミドは日本でのみ使われているローカルドラッグです。

アカンプロサートはもともとアルコール離脱症状の治療薬を目指して開発が始まった薬です。脳内の主要な抑制性神経伝達物質である γ-アミノ酪酸と同じような構造を持ちます。しかし，動物実験において，アカンプロサートを投与された動物がアルコールを自発的に飲まなくなる傾向があることが確認されたため，開発の途中で路線変更がなされ，断酒の維持を目的とした薬として開発されるに至りました。1987 年，アルコール依存症患者の断酒補助薬としてアカンプロサートは上市されました。なぜアカンプロサートに断酒補助効果があるのかはよくわかっていません。

ナルメフェンは選択的オピオイド受容体調節薬です。アルコール依存症患者でみられる心地よくなりたいために酒が欲しいという「正の強化」ならびに飲まないと不快な気持ちが強くなるのでそこから逃れるために酒が欲しいという「負の強化」にオピオイドが関与していることから，オピオイド受容体に作用することによって「正の強化」と「負の強化」を軽減し飲酒量を減らすことを期待して開発された薬です。2013年に飲酒量低減薬として上市されました。

開発の経緯をまとめます。

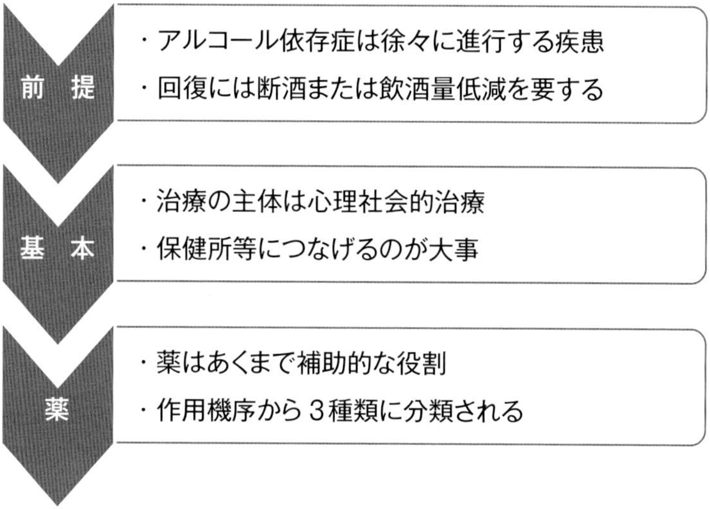

前提	・アルコール依存症は徐々に進行する疾患 ・回復には断酒または飲酒量低減を要する
基本	・治療の主体は心理社会的治療 ・保健所等につなげるのが大事
薬	・薬はあくまで補助的な役割 ・作用機序から3種類に分類される

3 アルコール依存症治療薬の成績

1）抗酒薬

ジスルフィラムの減酒効果（アルコール摂取量を30g/日（男）ないし20g/日（女）未満に抑える効果）を検証した無作為化試験に関する系統的総説によると，11試験（総被験者数1,527人）のメタ解析の結果，ジスルフィラム群の減酒達成率はプラセボ群に比べると1.48倍（95%信頼区間0.98〜2.23）でした[6)]。

アルコール依存症および過量飲酒者等1,185人を対象に，節酒あるいは断酒を目的としてシアナミドを投与し治療の前後を比較した試験においては，903

人(76.2%)になんらかの有効性がみられました。なお，シアナミドの無作為化並行用量反応試験，比較試験，安全性試験はありません。

2)断酒補助薬

日本国内においてICD-10によりアルコール依存症と診断され，アルコールの離脱症状に対する治療を終了し，入院治療プログラムを完遂した外来患者を対象に，アカンプロサートの有効性を検討するためにプラセボ対照無作為化二重盲検試験として行われたのがNS11/P3/01試験です。プラセボまたはアカンプロサート1,998mg/日(1日3回食後)を24週間投与し，患者日記，呼気中アルコール濃度，被験者および付添人への問診，肝機能検査値(γ-GTP, AST, ALT)に基づいて判定される「完全断酒率」の比較がなされました。結果は**図8-2**のとおりで，実薬群の有意に高い完全断酒率がみられました($p=0.0388$)。

	評価例数	完全断酒例数	断酒失敗例数
プラセボ群	164	59 (36%)	105
アカンプロサート群	163	77 (47.2%)	86

NS11/P3/01試験の成績

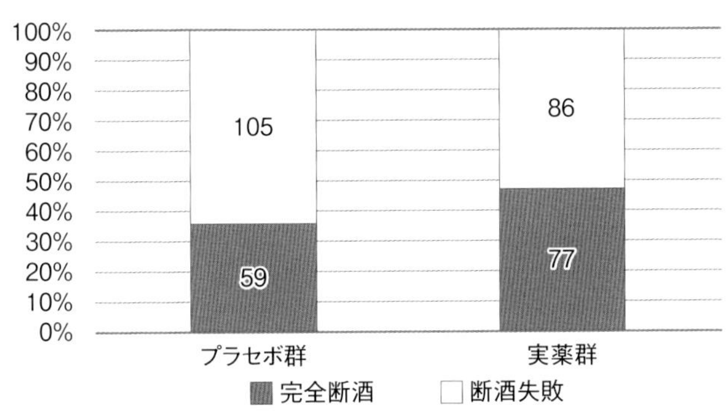

図8-2 アカンプロサート国内治験(NS11/P3/01)
(アカンプロサート審査報告書に基づいて作成)

NS11/P3/01試験における副作用発現率は**図8-3**のとおりでした。

主な副作用は下痢，腹部膨満，便秘，嘔吐，γ-GTP増加等でした。NS11/P3/01試験における完全断酒率の群間差は必ずしも大きいものではありませんでしたが，少しでも多くの患者が断酒を継続できることが望まれていることを踏まえると臨床的意義は示されたと認定され，アカンプロサートは承認されました。

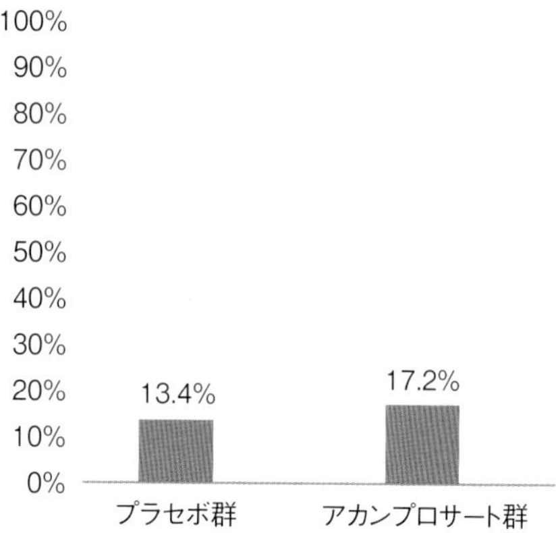

図8-3　NS11/P3/01試験における各群で観察された治療薬との因果関係が否定されなかった有害事象の出現割合
（アカンプロサート審査報告書に基づいて作成）

アカンプロサートやナルトレキソン（日本未承認）といったアルコール依存症治療薬の断酒維持効果等を検証した無作為化試験に関する系統的総説によると，アカンプロサートに関する27試験（総被験者数7,519人）のメタ解析の結果，アカンプロサート投与によって断酒を達成するためのNNTは12（95%信頼区間8～26）でナルトレキソンとほぼ変わらないことがわかりました[7]。

3）飲酒量低減薬

日本国内においてDSM-IV-TRによりアルコール依存症と診断され，1日平均飲酒量が60g/日（男性）ないし40g/日（女性）を超える患者を対象に，ナルメフェンの有効性を検証するためにプラセボ対照無作為化二重盲検試験として行われたのが339-14-001試験です。用法用量は，飲酒の恐れがある場合に，1日1回を限度としてプラセボ，ナルメフェン10または20mgを飲酒の1～2時間前に経口投与するとされました。服薬せずに飲酒し始めた場合は，できる限り早く服薬することとされました。試験期間は2週間のスクリーニング期および24週間の治療期で構成され，主要評価項目は投与後12週の多量飲酒日数（男性で60g超，女性で40g超のアルコールを飲んだ日の28日あたりの日数）の投与前からの変化量とされました。結果は**図8-4**のとおりで，実薬10mg

HDD数	投与前	12週後
プラセボ群	22.97	15.56
10mg群	23.49	12.04
20mg群	22.64	11.42

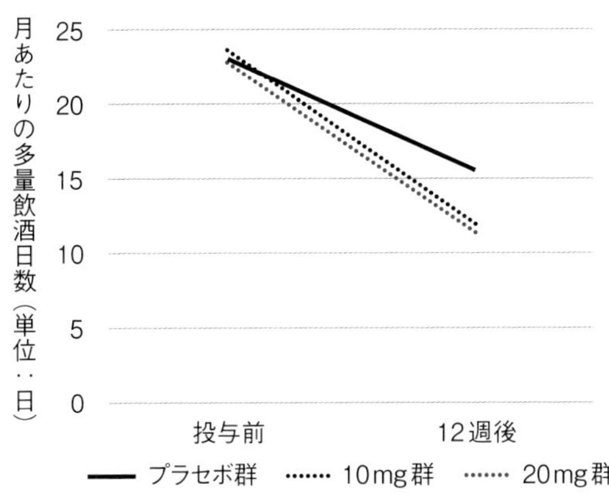

図8-4　ナルメフェン国内治験（339-14-001）
（ナルメフェン審査報告書に基づいて作成）

群と実薬20mg群の両方がプラセボ群と比べて統計的有意に多量飲酒日数が減りました。

量を増やせば効いているという感じはしないものの，実薬群はプラセボ群に比べて多量飲酒日数が月あたり4日ほど減っています。ただし，評価例数の減り方がプラセボ群よりも実薬群のほうが大きいのが気になるところです。治験薬投与中止例はプラセボ群が26例に対して実薬10mg群は45例，実薬20mg群は59例で，そのうち有害事象を理由に中止されたのはプラセボ群が11例，実薬10mg群が34例，実薬20mg群が45例でした。

339-14-001試験における副作用発現率は**図8-5**のとおりでした。

主な副作用は悪心，浮動性めまい，頭痛，傾眠，不眠症，嘔吐，倦怠感でした。

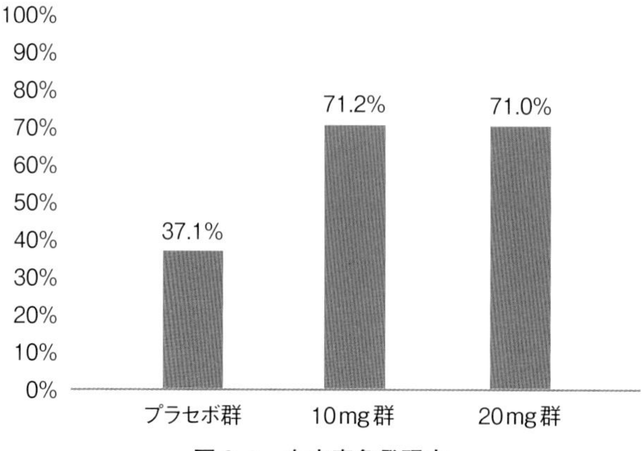

図 8-5　有害事象発現率

（339-14-001 試験における各群で観察された治療薬との因果関係が否定されなかった有害事象の出現割合．ナルメフェン審査報告書に基づいて作成）

339-14-001 試験においてナルメフェンが発揮した飲酒量低減効果は海外治験と比べて遜色はなく，主要評価項目で統計的有意差が得られていることから，ナルメフェンは飲酒量低減薬として承認されました。

アルコール依存症ないしはアルコール使用障害を対象にアルコール依存症治療薬の飲酒量低減効果を検証した無作為化二重盲検試験に関する系統的総説によると，32 試験（総被験者数 6,036 人）のネットワークメタ解析の結果，ナルメフェンはプラセボに比べて総アルコール消費量を約 2 割削減させることが明らかになりました[8)]。

アルコール依存症治療薬の成績をまとめます。

抗酒薬	・ジスルフィラムで減酒達成率が上がる ・シアナミドに根拠なし
断酒補助薬	・12人に1人は薬のおかげで断酒できる ・副作用は比較的軽い
飲酒量低減薬	・飲酒量を約2割削減できる ・悪心，めまい等の副作用に注意

4 副作用

抗酒薬（ジスルフィラムとシアナミド）はいずれも肝機能障害の副作用があるので，大量飲酒者で肝機能が低下している場合は使いにくいです。また，服薬後に飲酒すると急性アルコール中毒症状を誘発するため，服薬したことを忘れる人には使いにくくもあります。高齢者で認知症の併発が疑われる場合にはやめておいたほうがよいです。抗酒薬を投与する前に，抗酒薬服用中に飲酒した場合の反応を説明して患者およびその家族等の了解を得る必要があります。注意力・集中力・反射運動能力等の低下が起こることがあるので投与中の患者には自動車の運転等危険を伴う機械の操作に従事させないように注意する必要もあります。

断酒補助薬（アカンプロサート）で最も多い副作用は下痢です。その他，因果関係は明らかではないのですが自殺念慮，自殺企図等が報告されていますので，投与する際は十分に危険性を説明したうえで，自殺念慮等があらわれた場合には投与を中止する必要があります。

飲酒量低減薬（ナルメフェン）で多い副作用は浮動性めまい，傾眠，頭痛，不眠症，悪心，嘔吐です。ゆえに，自動車の運転等危険を伴う機械を操作する際には運転等に注意させる必要があります。もっとも，飲酒する前に飲む薬なので薬を飲んだ後は高確率で飲酒状態に至っていると考えられ，飲酒運転は法律で禁止されていることから，薬理作用に関係なく飲んだ後は運転しないように注意したほうが確実かもしれません。

その他，因果関係は明らかではないですが，自殺念慮，自殺企図等が報告されていますので，自殺念慮等があらわれた場合には投与を中止する必要があります。

5 診療指針

かつては“アルコール依存症の診断＝生涯の断酒”と考えられていました。飲み方の自己制御ができないという疾患の特性を前提とすれば，いったん飲み始めると少量飲酒にとどめるのは不可能なので，節酒を目標とするのはありえないとされていたのです。しかし，日本においてはアルコール依存症の精神科受診率が低いことから，「受診するといきなりお酒をやめさせられるのではないか」という患者の不安を取り除く工夫が考えられるようになってきました[9)]。このため，アルコール依存症の重症度が軽度にとどまっていて明確な合併症がない場合は，本人の希望次第では飲酒量低減，すなわち節酒を治療目標として支障ないと2018年の日本アルコール・アディクション医学会の手引きで示されるようになりました[10)]。もっとも，入院治療が必要な例，飲酒問題の影響で社会・家庭生活が困難な例，臓器障害が重篤な例，緊急の治療を要するアルコール離脱症状のある例については断酒を目標とした治療を選択すべきとされています。

厚生労働省の補助金でつくられた診療指針では心理社会的治療が主体であり薬物療法は補助的役割にとどまるとされていますが，再発予防のための薬物療法の第一選択薬は有効性が最も確実なアカンプロサートであり，ジスルフィラムやシアナミドは有効性が不確実で安全性の懸念もあることから第二選択薬にとどまるとされ，ナルメフェンについては飲酒量低減目的で考慮するとされています[11)]。以下**表8-2**に診療指針の薬物療法に関する推奨事項をまとめます。どの向精神薬もそうですが，アルコール依存症治療薬の診療指針においても断酒補助薬または飲酒量低減薬の単剤治療が推奨されており併用治療は推奨され

表 8-2　治療目標ごとの推奨薬物

治療目標	推奨薬物
断　酒	第一選択薬はアカンプロサート．1回2錠，1日3回食後を6カ月投与．必要に応じて投与期間延長を考慮
	第二選択薬はジスルフィラムとシアナミド．作用機序と副作用について十分に説明する．とくにシアナミドは肝障害を起こしやすいので肝機能のモニターをしながら使用する．投与期間は6〜12カ月
飲酒量低減	ナルメフェンを考慮する

ていません。

6　高齢者へのアルコール依存症治療薬の使い方

厚生労働省の補助金でつくられた診療指針[11)]に追随し単剤治療にとどめるのが安全です。ただし，ジスルフィラムとシアナミドは高齢者への安全性に懸念があるのでやめたほうがよいです。アカンプロサートの用法用量は年齢に応じて減らさなくても支障ないのですが，ナルメフェンについては20mg錠を使わずに10mg錠にしておいたほうが安全です。20mg錠の効き目は10mg錠と変わらないというのが国内治験で得られた根拠です。ナルメフェンはトラマドールなどのオピオイド系薬剤（鎮痛，麻酔）と併用禁忌となっていますので投与前にお薬手帳をご確認ください。

【文　献】

1）John B Saunders, Louisa Degenhardt, Geoffrey M Reed, et al：Alcohol Use Disorders in ICD-11: Past, Present, and Future. Alcohol Clin Exp Res 43（8）：1617-1631, 2019.

2）Yoneatsu Osaki, Aya Kinjo, Susumu Higuchi, et al：Prevalence and Trends in Alcohol Dependence and Alcohol Use Disorders in Japanese Adults; Results From Periodical Nationwide Surveys. Alcohol Alcohol 51（4）：465-473, 2016.

3）SAMHSA：Incorporating Alcohol Pharmacotherapies Into Medical Practice.（オンライン）2009年. https://www.ncbi.nlm.nih.gov/books/NBK64041/pdf/Bookshelf_NBK64041.pdf

4）J HALD, E JACOBSEN：A Drug Sensitizing the Organism to Ethyl Alcohol. Lancet 2（6539）：1001-1004, 1948.

5）赤羽治郎：石灰窒素製造工場に発生する中毒ないし健康障碍に関する研究．信州大学紀要 4：99-114, 1954.

6）Charlotte H Jørgensen, Bolette Pedersen, Hanne Tønnesen：The Efficacy of Disulfiram for the

Treatment of Alcohol Use Disorder. Alcohol Clin Exp Res 35 (10) : 1749-1758, 2011.

7) Daniel E Jonas, Halle R Amick, Cynthia Feltner, et al : Pharmacotherapy for Adults With Alcohol Use Disorders in Outpatient Settings: A Systematic Review and Meta-Analysis. JAMA 311 (18) : 1889-1900, 2014.

8) Clément Palpacuer, Renan Duprez, Alexandre Huneau, et al : Pharmacologically Controlled Drinking in the Treatment of Alcohol Dependence or Alcohol Use Disorders: A Systematic Review With Direct and Network Meta-Analyses on Nalmefene, Naltrexone, Acamprosate, Baclofen and Topiramate. Addiction 113 (2) : 220-237, 2018.

9) 長　徹二（著），樋口　進（監）：市民のためのお酒とアルコール依存症を理解するためのガイドライン．慧文社，東京，2018.

10) 日本アルコール・アディクション医学会：新アルコール・薬物使用障害の診断治療ガイドラインに基づいたアルコール依存症の診断治療の手引き．（オンライン）2018 年 12 月．https://www.jmsaas.or.jp/news/1566.html

11) 厚生労働科学研究費補助金 障害者対策総合研究事業．アルコール・薬物使用障害の診断治療ガイドライン．（オンライン）2017 年．https://mhlw-grants.niph.go.jp/niph/search/NIDD00.do?resrchNum=201616025A

Ⅸ. 向精神薬の効果の引き出し方

Chapter 9

1 概　略

向精神薬は使い方によっては大きな有効性を発揮しますが，使い方を間違えると害しか出しません。使い方には定石があり，定石どおりにやれば誰でも向精神薬の効果を最大限に引き出せます。定石とは，除外診断をする，断酒させる，潜在的に有害な薬をやめさせる，精神症状を良くする生活習慣の実践を提案する，向精神薬が効きそうな患者だけを選んで向精神薬を使う，向精神薬単剤治療に徹する，というものです。**図 9-1** に定石の概念図を示します。

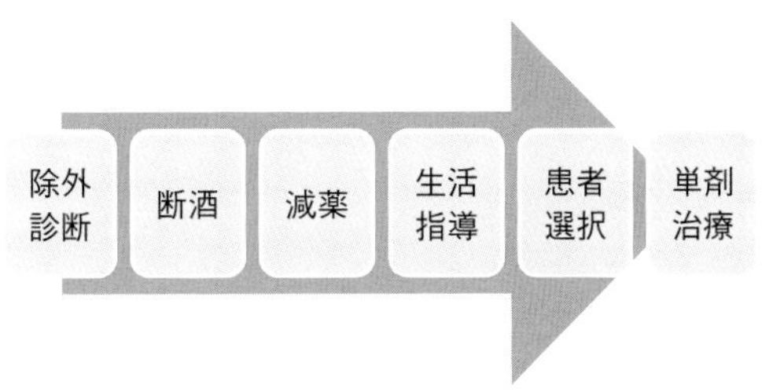

図 9-1　向精神薬の効果を最大限に引き出すための定石

優先順位は左から順に高くなります。この順番にするのが重要で，順番を飛ばすのはつまずきのもとです。たとえば向精神薬の併用治療を回避し根拠に基づく単剤治療に徹するのは重要な事柄には違いないのですが，飲酒していたり他の薬の影響があったりするとどんな優れた向精神薬であろうとも効果が十分に発揮されません。いきなり単剤治療に飛びついても薬効を引き出すことはできないのです。

以下，優先順位が高い順に述べていきます。

2 除外診断

高齢者の精神症状に身体疾患が関与していることがあるので，最初にそれを除外するのが肝要です。とくに認知症がある場合は自分で自分の症状をうまく表現できない場合があるのでそれを周囲が察する必要があります。歯の痛み，便秘，脱水など些細な不快刺激が原因でイライラ，焦燥感といった精神症状が起こることはよくあります。高血糖ないしは低血糖が精神症状に関与することもあります。身体疾患の管理が第一です。甲状腺機能低下症が意欲低下や気分の落ち込みをもたらすことがあるので，疑わしい場合は血液検査が必要です。

慢性硬膜下血腫による軽い意識障害を精神疾患と誤認するのを避けるために，頭部画像検査が必要な場合もあります。

3 断　酒

飲酒を前提に開発された向精神薬は飲酒量低減薬のナルメフェンしか存在しません。それ以外の向精神薬は，添付文書の併用注意の欄に「アルコール」が書かれていることが多いです。肝酵素に作用する抗酒薬（ジスルフィラム，シアナミド）以外のすべての向精神薬は脳の中枢神経系に作用します。アルコールも脳の中枢神経系に作用しますので相互作用を起こすのは必至です。アルコールの種類や量は患者の任意によりますので，どんな相互作用が起こるのかは予測不可能です。予測不可能な相互作用を前提に向精神薬の性能を狙いどおりに引き出すのは論理的に不可能です。酔っぱらっているときに向精神薬を飲むのは危ないと思っている患者でも，酔いが醒めた後だったり酔っぱらうほど飲酒しなかったりしたときは向精神薬を飲んでよいと解釈していることがあります。たとえばビール1缶を夕食中に飲んで，寝る前に睡眠薬を飲んでも大丈夫だろうという考え方です。しかし，アルコールの代謝速度には個人差が大きいうえ，同一個人であってもその日の体調によって差が大きいので，夕食中のビールに含まれていたアルコールが寝る前になっても残っているということは十分にありえます。アルコールの代謝には時間がかかり，通常人が酔いから醒めたと感じたときであっても血中にアルコールが残っている可能性は十分にあります。酒気帯び運転が法律でわざわざ設定されているのが何よりの証拠です。これらの事情により，ナルメフェンを除くすべての向精神薬を処方する際に断酒を指示すべきなのは明らかです。向精神薬が運転に与える影響を調べた疫学研究と介入研究に関する系統的総説によると，アルコールとベンゾジアゼピン受容体作動薬の併用によって交通事故を起こす確率が7.69倍（95％信頼区間4.33〜13.65）に増えました[1)]。アルコールと向精神薬の併用は危険であり，場合によってはまったく無関係な第三者が被害を受ける可能性すらあります。まさに「飲んだら飲むな」です。

また，アルコールを断つことで精神症状が改善する面があることも見逃せません。アルコールによって睡眠の質が悪くなったり脳機能が悪化したりして精神疾患を招いてしまったり増悪させてしまったりすることがあります。とくにうつ病が多いのですが，そういう場合はアルコールをやめることで症状も軽減することが多く，うつ病の90％以上が断酒で改善する旨が「市民のためのお酒とアルコール依存症を理解するためのガイドライン」に記載されています[2)]。お酒を飲んでいる人が不安，不眠，気分の落ち込みなどの精神症状で困っているときには，診断的治療として最優先で断酒させるべきです。同ガイドラインには「どの精神疾患であっても，その治療が完結するまでの間は，お酒を飲むことを控えることが，治療上非常に重要です。」（下線部は原文ママ）と記載されています。よって，精神症状で困っている飲酒者全員に一度は断酒が指示されるべきです。印刷をして患者に渡してもよいと思います。治療が完結するまでというのが要点で，決して「生涯断酒」ではありません。「生涯断酒」が必須なのは重症のアルコール依存症の場合の話です。断酒を本人が断った場合は節酒を勧めてみましょう。節酒するだけでも精神症状が改善するかもしれません。もちろん，断酒するまでは向精神薬を処方すべきではありません。

以下，断酒についてのまとめです。

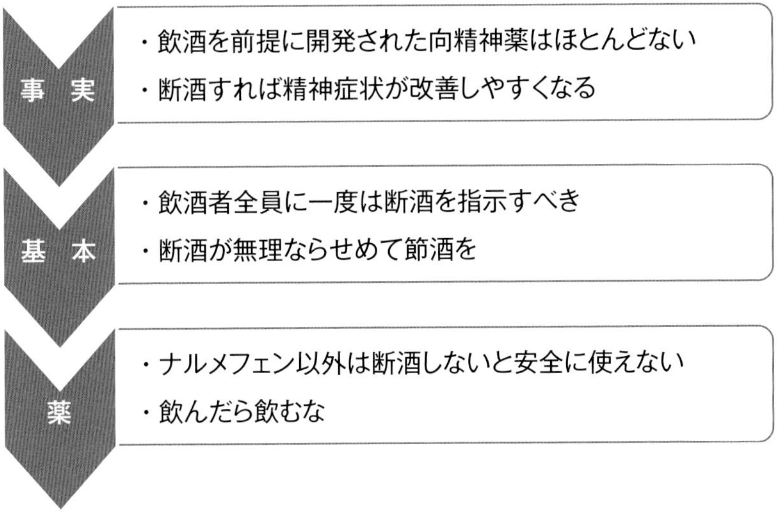

事実	・飲酒を前提に開発された向精神薬はほとんどない ・断酒すれば精神症状が改善しやすくなる
基本	・飲酒者全員に一度は断酒を指示すべき ・断酒が無理ならせめて節酒を
薬	・ナルメフェン以外は断酒しないと安全に使えない ・飲んだら飲むな

4 減　薬

高齢者の精神症状で困ったときは，日本老年医学会の「高齢者の安全な薬物療法ガイドライン 2015」[3] や厚生労働省の高齢者の医薬品適正使用の指針[4][5] に記載されている高齢者に潜在的に危険な薬のうち，精神症状を引き起こす可能性がある薬を片っ端から切っていくことが大事です。精神症状の原因を断たなければ，どれだけ生活習慣を変えてみようとも向精神薬を使ってみようとも精神症状はしつこく残り続けるからです。逆に原因薬物をやめることができればすみやかに精神症状は改善します。

高齢者は抗コリン作用を有する薬剤に弱く，口渇，便秘のほかに認知機能低下やせん妄などを引き起こすことがあります。幻覚妄想体験や軽い意識障害がみられたときはお薬手帳を確認して抗コリン作用を有する薬を断固として切る必要があります。以下の**表 9-1** に記載されているような抗コリン作用を有する薬を他の医師が処方している場合はやめられないかどうか聞いてみましょう。

「お世話になっております。○○病にて当院通院中の方です。最近，＜認知機能低下，幻視，幻聴，妄想，軽い意識障害など＞（抗コリン作用の影響が疑われる精神症状を一切枚挙）があるようです。貴院で A を投与されていますが，厚生労働省の高齢者の医薬品適正使用の指針において A は認知機能低下やせん妄などを引き起こす抗コリン作用を有する薬剤の一つとされており高齢者に投与されている場合は中止・減量を考慮することが望ましいと記載されているところ，本例においては認知機能低下やせん妄の可能性が否定できないことから，当院的には厚生労働省の指針どおりに A の中止または減量をするのが望ましいのですが貴院的には可能でしょうか？　お忙しいところ恐縮ですがご検討よろしくお願いします」

ベンゾジアゼピン受容体作動薬を高齢者に用いると転倒，骨折，認知機能低下，せん妄等の危険があり，診療指針では高齢者にできるだけ用いないよう推奨されています[3]。過鎮静，奇異反応，離脱症状（禁断症状）の危険もあります。これらの副作用を「認知症」「統合失調症」「うつ病」「躁うつ病」「不安神経症」

表 9-1　抗コリン作用を有する薬の一覧

抗うつ薬	三環系抗うつ薬 （イミプラミン，クロミプラミン，アミトリプチリンなど） パロキセチン
抗精神病薬	フェノチアジン系抗精神病薬 （クロルプロマジン，レボメプロマジンなど） 一部の第二世代抗精神病薬 （オランザピン，クロザピン）
パーキンソン病治療薬	トリヘキシフェニジル，ピペリデン
抗不整脈薬	ジソピラミド
骨格筋弛緩薬	チザニジン
過活動膀胱治療薬 （ムスカリン受容体拮抗薬）	オキシブチニン，プロピベリン，ソリフェナシンなど
腸管鎮痙薬	アトロピン，ブチルスコポラミン
制吐薬	プロクロルペラジン，メトクロプラミド
H2受容体拮抗薬	すべてのH2受容体拮抗薬 （シメチジン，ラニチジンなど）
H1受容体拮抗薬	すべての第一世代H1受容体拮抗薬 （クロルフェニラミン，ジフェンヒドラミンなど）

（文献4をもとに作成）

などと誤診し，「抗認知症薬」「抗精神病薬」「抗うつ薬」「気分安定薬」「SSRI」などと対症療法的に向精神薬の追加処方を行うと必ず失敗します。いわゆる「処方の連鎖」です。**図 9-2** は精神科領域でありがちな処方の連鎖の模式図です。いずれも向精神薬の副作用を原疾患の悪化ないしは新たな精神疾患の出現と誤診され，向精神薬の併用治療につながり，それが新たな副作用を呼ぶという悪循環です。

ベンゾジアゼピン受容体作動薬の副作用は，他の向精神薬を追加しても解決することはできません。副作用は原因薬物を切らない限り消えないからです。よって，追加された向精神薬の副作用だけが出て余計に事態が悪化します。

自分以外の医師がベンゾジアゼピン受容体作動薬を処方しているときは以下のように問い合わせて中止を試みます。

「お世話になっております。○○病にて当院通院中の方です。貴院でベンゾ

ベンゾ
認知機能低下
認知症
抗認知症薬
悪化
ベンゾ
せん妄
統合失調症
抗精神病薬
悪化
ベンゾ
過鎮静
うつ病
抗うつ薬
悪化
ベンゾ
奇異反応
躁うつ病
気分安定薬
悪化
ベンゾ
離脱症状
不安神経症
SSRI
悪化

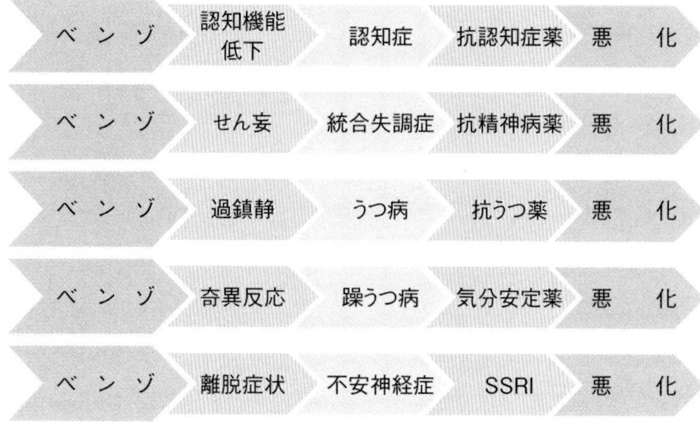

図 9-2　ベンゾジアゼピン受容体作動薬のさまざまな副作用，よくある誤診，ありがちな処方の連鎖，典型的な転帰

ジアゼピン受容体作動薬であるＢを投与されていますが，日本老年医学会の高齢者の安全な薬物療法ガイドライン 2015 においては，高齢者にベンゾジアゼピン受容体作動薬を用いると過鎮静，認知機能低下，せん妄，転倒・骨折，運動機能低下の危険があるので可能な限り使用を控えるよう推奨されています。本例は高齢者で＜眠気，ふらつき，倦怠感，脱力感，めまい，頭痛，言語障害，不眠，酩酊間，興奮，焦燥，振戦，霧視，調節障害，健忘，錯乱，易疲労感，認知機能低下など＞（疑われる副作用を一切枚挙）といったＢの副作用として矛盾しない症状がみられることから，当院的には診療指針どおりにＢを中止するのが望ましいのですが貴院的には可能でしょうか？　お忙しいところ恐縮ですがご検討よろしくお願い申し上げます」

H2 受容体拮抗薬や抗ムスカリン作用を持つ過活動膀胱治療薬にも，せん妄，認知機能低下の危険があるので，高齢者の精神症状で悩んだときは切ることを検討すべき薬剤です。

「お世話になっております。○○病にて当院通院中の方です。逆流性食道炎等で貴院にてH2 受容体拮抗薬であるＣを投与されていると伺っておりますが，日本老年医学会の高齢者の安全な薬物療法ガイドライン 2015 においては，高齢者にH2 受容体拮抗薬を用いると認知機能低下とせん妄の危険があるので可能な限り使用を控えるよう推奨されているところ，本例は高齢者で<全身倦怠感，無気力感，頭痛，眠気，不眠，錯乱状態，うつ状態，けいれん，意識障害，めまいなど>（疑われる副作用を一切枚挙）といったＣの副作用として矛盾しない症状がみられることから，当院的には診療指針どおりにＣを中止するのが望ましいのですが貴院的には可能でしょうか？　お忙しいところ恐縮ですがご検討よろしくお願い申し上げます」

疼痛治療薬のトラマドールには，傾眠，めまい，頭痛，振戦，不眠症，せん妄，幻覚，鎮静，睡眠障害，記憶障害，健忘，悪夢，気分変動，うつ病，落ち着きのなさ，不安，不快感，錯乱，言語障害，無感情，深い気分といった精神症状系の副作用があらわれることがあるので，トラマドールを投与されている高齢者に精神症状が出現して困ったときは，いったんトラマドールを漸減中止してみる必要があります。仮にそれで疼痛が再燃するようであれば再開せざるをえないですが，疼痛の再燃がみられない場合はそのまま中止するのが相当です。

「お世話になっております。○○病にて当院通院中の方です。疼痛治療目的で貴院にてトラマドールを投与されていると伺っておりますが，トラマドール添付文書副作用の欄には『次の副作用があらわれることがあるので，観察を十分に行い，異常が認められた場合には投与を中止するなど適切な処置を行うこと』と記載されているところ，本例には<（疑われる副作用を一切枚挙）>などのトラマドールの副作用として矛盾しない症状がみられることから当院的には添付文書どおりにトラマドールの投与を中止するのが望ましいのですが貴院的には可能でしょうか？　お忙しいところ恐縮ですがご検討よろしくお願いします」

同じく疼痛治療薬のプレガバリンには，めまい，傾眠，意識消失，不眠症，頭痛，食欲不振，錯乱，失見当識，多幸気分，異常な夢，幻覚，注意力障害，嗜眠，記憶障害，健忘，うつ病，落ち着きのなさ，気分動揺，抑うつ気分，無感情，不安，リビドー消失，睡眠障害，鎮静，激越，パニック発作，脱抑制といった精神症状系の副作用があらわれることがあるので，プレガバリンを投与されている高齢者に精神症状が出現して困ったときは，いったんプレガバリンを漸減中止してみる必要があります。仮にそれで疼痛が再燃するようであれば再開せざるをえないですが，疼痛の再燃がみられない場合はそのまま中止するのが相当です。なお，急激な投与中止により不眠，悪心，頭痛，下痢，不安，および多汗症等の離脱症状があらわれることがあるので，投与を中止する場合には少なくとも１週間以上かけて徐々に減量する必要があります。

「お世話になっております。○○病にて当院通院中の方です。疼痛治療目的で貴院にてプレガバリンを投与されていると伺っておりますが，プレガバリン添付文書副作用の欄には『次のような副作用が認められた場合には，必要に応じ，減量，投与中止等の適切な処置を行うこと』と記載されているところ，本例には＜（疑われる副作用を一切枚挙）＞などのプレガバリンの副作用として矛盾しない症状がみられることから当院的には添付文書どおりにプレガバリンの減量ないし中止が望ましいのですが貴院的には可能でしょうか？　お忙しいところ恐縮ですがご検討よろしくお願いします」

抗認知症薬は乏しい薬効の割に易刺激性，うつ病などの精神症状系の副作用を起こすことがあるので，抗認知症薬を投与されている高齢者の精神症状で困ったときは真っ先に抗認知症薬を切ってください。精神症状が出ているのに抗認知症薬を使い続けたいがために他の向精神薬を追加するなどといった併用治療に関しては有効性を示す根拠がないばかりか副作用や相互作用といった害が出る可能性があるのでやめてください。たとえば抗認知症薬の投与後に興奮が増したから抗精神病薬を追加したなどという処方行動は論外です。

「お世話になっております。○○病にて当院通院中の方です。アルツハイマー病に対して貴院にてメマンチンを投与されていると伺っておりますが，ご家族によると最近怒りっぽくなり興奮することもあるようです。メマンチン添付文書の重大な副作用の欄には『激越，攻撃性，妄想，幻覚，錯乱，せん妄等があらわれることがある』と記載されており異常が認められた場合には投与と中止するなど適切な処置を行うよう指示されていることから，当院的には添付文書どおりにメマンチンを中止するのが望ましいのですが貴院的には可能でしょうか？　お忙しいところ恐縮ですがご検討よろしくお願いします」

このように他の医師の処方にも気をつける必要があります。原因薬物を放置したまま副作用が消えることはありません。精神症状の解決のためには，他の医師の処方だからといって見て見ぬふりをするわけにはいかないのです。そのためには処方医とよくよく相談するのが肝要です。「失礼にあたるので医師の処方には口を出せない」と綺麗事を並べて自己保身に走り，危険な薬が処方されるのをそのままにするのはやめましょう。生殺与奪の権を他人に握らせるな，です。そして，相手方の処方に頼まれもしないのに意見を述べる際に使える便利な道具が診療指針や添付文書です。診療指針や添付文書に基づく意見であれば単なる個人の見解と比べて説得力があるからです。

減薬についてのまとめです。

基　本	・精神症状系の副作用は原因薬物をやめないかぎり続く
現　実	・精神症状系の副作用を向精神薬の追加で抑えるのは無理
対　策	・処方医と相談するのは大事 ・診療指針と添付文書はわかり合うための道具

5 生活指導

精神症状を良くできる可能性のある生活習慣がいくつかあるので，向精神薬を試す前にそれを実践してもらうのが重要になります。そうすることで向精神薬の実力を最大限に引き出すことが期待できるからです。ただ，精神症状に有効であるとする根拠が確実な生活習慣というのは存在しませんので，断酒を指示するときとは異なりやや控えめに生活習慣変更をいくつか提案するという形になるかと思います。

煙草は体に悪いだけでなく精神にも悪いです。喫煙者を対象に喫煙を継続した集団と禁煙した集団の精神状態を調べた経時的研究に関する系統的総説によると，26 報の研究のメタ解析の結果，禁煙によって不安，うつ，不安とうつの混合状態，ストレスが有意に減少することが明らかになりました[6)]。喫煙によって生じる芳香族多環炭化水素は肝臓の薬物代謝酵素に影響を及ぼすので，さまざまな向精神薬の効果を不確実にします[7)]。これらの事情により，精神症状に困っている人に禁煙を勧めるのは合理的と言えます。少なくとも向精神薬の薬効を最大限に引き出すためには禁煙が必要です。

カフェインは覚醒作用があり眠気を抑えたり疲労感を抑えたりします。しかし動悸が起こりやすくなりますし，人によっては不安が起きるかもしれません。適量のカフェインはうつ病には有益だがパニック障害などの不安を抱える人には有害な可能性があるという指摘もあります[8)]。また，カフェインを取り過ぎると動悸，不眠，食欲不振，不穏，興奮，不安，焦燥などの症状が出現します。よって，それらの精神症状で悩んでいる人の場合，カフェインの量を一時的に減らすだけで精神症状が改善する可能性があります。エナジードリンク，コーヒー，せん茶，ほうじ茶，玄米茶，ウーロン茶，紅茶などのカフェインを含む嗜好品を習慣的に摂っていないか問診し，可能であればしばらく減らしてもらいましょう。「じゃあ水だけ飲めってことですか」などと患者さんが言った場合は，麦茶やカフェインレスコーヒーといったカフェインの入っていない嗜好品なら問題ないと伝えましょう。

夜によく眠れないという人には，就床時刻と起床時刻を聞き出します。加齢とともに睡眠時間は短くなっていき，65 歳を超えると平均的な睡眠時間は 6 時間程度になります。そうすると，たとえば夜 7 時に寝て朝 5 時に起きる生活を送っている場合，布団の中で過ごす時間が 10 時間に及ぶので，超過した 4 時間分は眠れずに布団の中で覚醒する時間になるわけです。本人がそれを苦にしていないのであればなんの問題もないのですが「なかなか眠れない」「毎晩ちゃんと眠れるか不安だ」などと不眠や不安の症状として訴えた場合は要注意です。ましてや「よく眠れる薬をください」と薬物療法を自ら積極的に要望してきた場合は安易にいいなりになってはいけません。1 日 10 時間ぐっすり眠れるようになる睡眠薬は存在しません。その不眠ないし不安の訴えの根本的な原因は布団にいる時間が長すぎることです。よって，睡眠薬を処方する前に遅寝早起きを指導するのが原則となります。眠ろうという気合が大きければ大きいほどかえって眠れなくなりますので，眠ろうと意気込まないのが肝心です。よって，「眠たくなるまで布団に入らないでください」と指導します。とくに，前日の寝不足を取り返そうと早めに布団に入っても，普段入眠する時刻の 2〜4 時間前は一日のうちで最も眠りに入りにくい時間帯であることが脳波研究で確認されていることから[9]，早寝しても逆効果になるだけなので，寝不足であってもできるだけ遅寝するよう伝えましょう。途中で目が覚めた場合も同様で，体感でだいたい 30 分くらい経っても眠れないときはいったん布団から離れ，別の部屋で過ごしながら眠気がくるのを待つよう伝えます。布団の中で二度寝しようと頑張ってしまうのが一番逆効果だからです。また，途中で目が覚めても時計は絶対に見ないよう指示しましょう。時計を見てしまうと睡眠時間へのこだわりが生じてしまうからです。そして，起床時刻はできるだけ同じ時刻にして早起きするよう指示します。遅起きしてしまうと夜眠れなくなるからです。運動も重要です。日本人高齢者 10,211 人を対象にした観察研究によって，1 日 30 分以上の散歩を週 5 日以上する習慣のある人は入眠困難や中途覚醒が少ないことがわかっています[10]。睡眠日誌を本人につけさせて，睡眠習慣の問題点に自ら気づくよう促すのも大事です。寝室の窓にカーテンをつける，寝室にエアコンを入れる，布団や枕を快適なものにする，テレビやパソコンやスマートフォンを消して寝室を暗くするといった環境整備も場合によっては必要になるでしょう。

運動はうつや不安を和らげます。運動がうつや不安に与える影響を調べた研究に関するメタ解析の系統的総説によると，1,578 報の研究（総被験者数 90,471 人）を解析した結果，運動することによって薬物療法や精神療法に匹敵するほどうつや不安が改善することがわかりました[11]。よって，うつや不安に悩んでいる人に運動を勧めるのは合理的と言えます。どういう種類の運動が最も有効なのかはよくわかっていませんので，その人が無理なく楽しんでできる範囲の運動を勧めるのがよいと思います。

以下，生活指導についてのまとめです。

煙　草	・喫煙は精神症状を悪化させる ・喫煙は向精神薬の作用を不確実にする
嗜好品	・カフェインは不安を起こすことがある ・カフェインの飲みすぎに注意
睡　眠	・高齢者の不眠は遅寝早起きが大事 ・1日30分の散歩を週5日以上

6 患者選択

除外診断，断酒，減薬，生活指導をやりきり，それでも残存する精神症状に対して初めて薬物療法を検討します。もちろん，残存する精神症状がない場合は薬物療法を行うまでもなく介入終了という結果になります。さて，ここまでの介入によって非薬物療法で対応可能な精神症状を取り払うことができていますので，薬物療法が奏功しそうな精神症状に的が絞れている状態になっています。実は，的を絞ることこそ薬物療法を成功させる鍵です。的を絞ることの重要性に比べれば，どの薬物を選ぶのかはあまり重要な問題ではありません。

患者選択の段階では，どの患者に向精神薬を投与するのかを絞り込みます。これまで紹介してきた向精神薬のプラセボ対照試験を振り返ってみると，成功した試験ではプラセボリードインという手法をとっていることが多いとわかります。つまり，試験開始後一定期間は被験者全員にプラセボを投与し，自然寛解した被験者は試験から除外するというやり方です。向精神薬の実力を最大限に引き出すために，薬が効きそうな患者だけを試験に組み入れるという製薬会社の発想は，実臨床にも応用可能と思われます。つまり，いきなり向精神薬を投与することなく一定期間様子をみて，自然寛解しないかどうかを待ってみるという戦略です。BPSD，うつ，不安，不眠といった高齢者でよくみられる精神症状はたいてい一過性です。高齢者には向精神薬の副作用が確実に出やすいという性質を考えれば，プラセボリードインを真似するのは合理的と思われます。向精神薬の危険性を前提とすれば自然寛解を待てる患者なら待つべきですし，それを見極める方法こそが何も処方せずしばらく様子をみることです。それで治ればそれで良し，治らない場合に初めて向精神薬を投与するという方法で患者選択をすれば，向精神薬が効きやすい患者にだけ的を絞って向精神薬を投与できるようになります。

そうは言っても現に精神症状で困っているのに何も処方せず様子をみるのは不安だという一般臨床医もいると思います。精神科を専門としていないのであれば精神症状に対して不安になるのは無理もないことです。その場合，向精神薬以外の薬物療法をしばらく実施して様子をみるという手があります。たとえば神経症や不眠症に適応のある漢方薬やなんらかのビタミン剤などが候補薬として考えられます。向精神薬のプラセボ対照試験を振り返ってみると，ほぼすべての試験でプラセボ群においても精神症状の改善が観察されています。そうすると，そういった向精神薬以外の薬物であっても，プラセボ群並の改善効果は期待してよいということになります。うつ病を対象に抗うつ薬の有効性を検証したプラセボ対照無作為化試験に関するメタ解析によると，全41試験を分析した結果，試験期間中の受診頻度が多ければプラセボ群での改善が多くみられることがわかりました[12)]。受診頻度を密にして話を傾聴するというのが向精神薬なしでも精神症状を良くするコツのようです。

患者選択についてのまとめです。

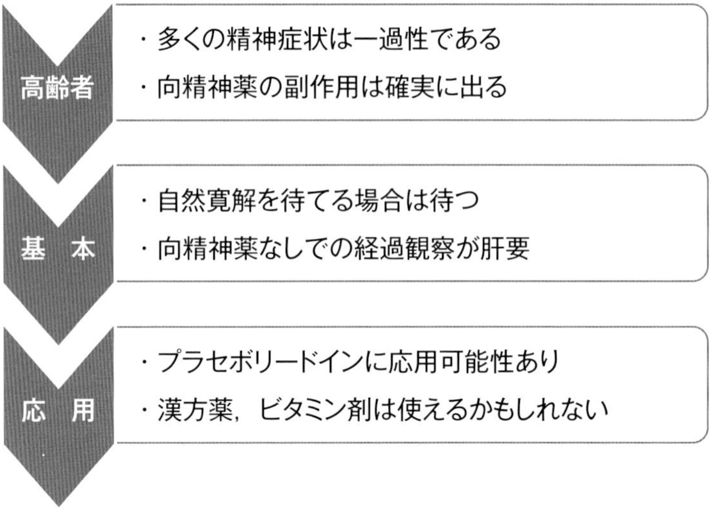

高齢者	・多くの精神症状は一過性である ・向精神薬の副作用は確実に出る
基　本	・自然寛解を待てる場合は待つ ・向精神薬なしでの経過観察が肝要
応　用	・プラセボリードインに応用可能性あり ・漢方薬，ビタミン剤は使えるかもしれない

7 単剤治療

以上の定石をすべて実施し，それでもなお精神症状で困っている場合は向精神薬の出番です。第Ⅰ章から第Ⅷ章にかけて紹介した各向精神薬の特徴を参考にしながら，診断名や症状に応じてどの向精神薬を使うのか選んでください。精神病性うつ病，躁状態，アルコール離脱せん妄といったわずかな例外を除き単剤治療が基本です。ある向精神薬が効かないからといって別の向精神薬を足すという発想は控えてください。別の向精神薬に変えるのであればともかく，足し算に足し算を重ねて向精神薬を２種類，３種類，４種類と増やしていっても，良い結果につながることは期待できません。それはこれまで述べてきた科学的根拠から明らかだと思います。単剤治療に徹することが向精神薬の実力を最大限に引き出す方法です。ごく少数の難しい事例に限れば併用治療を要することもあるかもしれませんがそれでも２種類までです。

高齢者が対象なので用法用量は少なめにしたほうが安全な場合が多いです。相互作用に気をつけないといけないので処方前に必ずお薬手帳を確認しましょう。認知機能が低下して服薬管理があやふやな場合は本人以外の誰かに管理させましょう。とくに抗認知症薬は添付文書に「医療従事者，家族等の管理の下で投与すること」と記載されているので要注意です。薬の効果だけでなく副作用や依存性，中止後症状といった危険性についても伝えましょう。

向精神薬投与開始後に副作用が疑われた際は即時中止すべきです。また，向精神薬が効いていないときも漫然と投与せずに中止すべきです。効いていないときに向精神薬をあれこれ変えてみるのも一つの手ですが，向精神薬以外の解決手段，すなわち「向精神薬を切って自然寛解を待つ」というオルタナティブ（代替案）もつねに念頭に置きましょう。

【文　献】

1）Tharaka Dassanayake, Patricia Michie, Gregory Carter, et al：Effects of Benzodiazepines, Antidepressants and Opioids on Driving: A Systematic Review and Meta-Analysis of Epidemiological and Experimental Evidence. Drug Saf 34（2）：125-156, 2011.

2）長　徹二（著），樋口　進（監）：市民のためのお酒とアルコール依存症を理解するためのガイドライン．慧文社，東京，2018.

3）日本老年医学会：高齢者の安全な薬物療法ガイドライン 2015．メジカルビュー社，東京，2015.

4）厚生労働省：「高齢者の医薬品適正使用の指針（総論編）について」の通知発出について.（オンライン）2018 年 5 月 29 日．https://www.mhlw.go.jp/stf/shingi2/0000208848.html（2020 年 5 月 1 日閲覧）.

5）厚生労働省：「高齢者の医薬品適正使用の指針（各論編（療養環境別））について」の通知発出について.（オンライン）2019 年 6 月 14 日．https://www.mhlw.go.jp/stf/newpage_05217.html

6）Gemma Taylor, Ann McNeill, Alan Girling, et al：Change in Mental Health After Smoking Cessation: Systematic Review and Meta-Analysis. BMJ 348：g1151, 2014.

7）Lisa A Kroon：Drug Interactions With Smoking. Am J Health Syst Pharm 64（18）：1917-1921, 2007.

8）Diogo R Lara：Caffeine, Mental Health, and Psychiatric Disorders. J Alzheimers Dis;20 Suppl 1：S239-248, 2010.

9）P Lavie：Ultrashort Sleep-Waking Schedule. III. 'Gates' and 'Forbidden Zones' for Sleep. Electroencephalogr Clin Neurophysiol 63（5）：414-425, 1986.

10）Sachiko Inoue, Takashi Yorifuji, Masumi Sugiyama, et al：Does Habitual Physical Activity Prevent Insomnia? A Cross-Sectional and Longitudinal Study of Elderly Japanese. J Aging Phys Act 21（2）：119-139, 2013.

11）Mirko Wegner, Ingo Helmich, Sergio Machado, et al：Effects of Exercise on Anxiety and Depression Disorders: Review of Meta- Analyses and Neurobiological Mechanisms. CNS Neurol Disord Drug Targets 13（6）：1002-1014, 2014.

12）Michael A Posternak, Mark Zimmerman：Therapeutic Effect of Follow-Up Assessments on Antidepressant and Placebo Response Rates in Antidepressant Efficacy Trials: Meta-Analysis. Br J Psychiatry 190：287-292, 2007.

索　引

欧　文

和　文

おわりに

高齢者にはいろいろな精神症状が出現することがありますが，精神医学は医学の一分野に過ぎません。さまざまな疾患を診察する機会のある一般臨床医にとっては，いちいち精神医学の知識を身につけている暇はない，というのが現実ではないかと思います。本書は最近の精神科関係の診療指針や臨床研究について記載されていますので，時間がなくても手っ取り早く向精神薬の使い方のコツをつかんでいただけるのではないかと期待しています。とくに最終の第Ⅸ章では精神科医が診察の際に何を考えているのかが定石という形で具体的に述べられていますので，精神症状への対応に悩んでいるものの熟読する時間がないという方は第Ⅸ章だけでもお読みいただければと思います。少なくとも，精神症状を治すどころか悪化させるとんちんかんな向精神薬使用を回避できるようになります。本書が向精神薬に関する基本的知識の普及に役立つことを願っています。

本書は精神医学論文の引用が多く著者の臨床経験はあまり述べられていませんが，論文だけで本書が完成することはありえませんでした。すなわち，研修医時代から現在に至るまでの臨床経験があるからこそ本書を書くことができました。著者を育ててくださった，または現に育ててくださっている多くの患者さん，ご家族，医療介護従事者に，この場をお借りしてお礼を申し上げます。

高齢者への精神科の薬の使い方

2021年2月25日　初版第1刷発行
2022年2月　5日　　　第2刷発行

著　者　―――――――　小田　陽彦
発行者　―――――――　吉田　收一
印刷・製本　―――――――　株式会社シナノパブリッシングプレス
発行所　―――――――　株式会社洋學社
〒658-0032
神戸市東灘区向洋町中6丁目9番地
神戸ファッションマート5階 NE-10
TEL　078-857-2326
FAX 078-857-2327
URL http://www.yougakusha.co.jp

Printed in japan

ISBN978-4-908296-18-5